How to Practice Brief Psychodynamic Psychotherapy
The Core Conflictual Relationship Theme Method

短程动力取向心理治疗实践指南

核心冲突关系主题疗法

［加拿大］霍华德·E.布克（Howard E. Book）／著

［美］莱斯特·卢博斯基（Lester Luborsky）／作序推荐

邵　啸／译

中国轻工业出版社

图书在版编目（CIP）数据

短程动力取向心理治疗实践指南：核心冲突关系
主题疗法／（加拿大）霍华德·E. 布克（Howard E. Book）
著；邵啸译. —北京：中国轻工业出版社，2017.5（2024.8
重印）

ISBN 978-7-5184-1230-3

Ⅰ. ①短… Ⅱ. ①霍… ②邵… Ⅲ. ①精神疗法
Ⅳ. ①R749.055

中国版本图书馆CIP数据核字（2016）第316532号

责任编辑：林思语　　　　　　　责任终审：杜文勇
文字编辑：唐　淼　　　　　　　责任校对：刘志颖
策划编辑：阎　兰　　　　　　　责任监印：吴维斌

出版发行：中国轻工业出版社（北京鲁谷东街5号，邮编：100040）
印　　刷：三河市鑫金马印装有限公司
经　　销：各地新华书店
版　　次：2024年8月第1版第3次印刷
开　　本：710×1000　1/16　印张：16
字　　数：160千字
书　　号：ISBN 978-7-5184-1230-3　　定价：48.00元
读者热线：010-65181109
发行电话：010-85119832　　　010-85119912
网　　址：http://www.chlip.com.cn　http://www.wqedu.com
电子信箱：1012305542@qq.com
版权所有　侵权必究
如发现图书残缺请拨打读者热线联系调换
241107Y2C103ZYW

中文版推荐序

打 破 神 话

非常感谢译者邵啸邀请我给此书作序，因为读着此书竟有着难以抑制的激动，像发现了一个宝藏，这本书写得太好了！对中国目前的心理咨询与心理治疗似一股清泉。

最近这些年本人投入了较多的精力和时间给各个领域的心理咨询师、心理治疗师进行督导，多遇到两个需要帮助解决的困境，一个来自高校的心理咨询师，由于许多人接受了精神分析的培训，以长程为主，他们觉得来访者需要长期的工作，可是学校心理咨询中的设置基本都是每学期只提供8次的心理咨询服务，这让他们觉得太短了，很难进行工作；另一个多来自私人机构，虽然是心理咨询服务但也是商业运作，客户即来访者，如果来访者求助时间长便会带来相应的收益。问题是到底需要多长的咨询服务，在督导过程中较少听到清晰、具体的理论与实践依据，甚至出现了一个高频词，即"陪着"，意思似乎是不知在咨询中做什么只要陪着来访者就好。这听起来好像比莽撞深挖、野蛮分析、技术乱用的伤害少。但这种陪也许并不是无为而治。令人开心的是，这本《短程动力取向心理治疗实践指南》为这些困扰提供了一些解决的路径和方法，它有目标、有框架、有理论、有步骤，心理咨询师、治疗师从中可以多多受益，尤其是动力学取向的专业人员。

本人觉得该书有几个突出的特点。

一是表述清晰简洁，与一些充满了晦涩难懂语言的动力学书籍不同，作者作为有着丰富临床经验并且理论功底深厚的学者，用非常简练的语言、生动恰当的例子很好地将其界定的短程动力取向心理治疗方法进行了阐释。既不为了通俗而媚俗，也不为了深奥而晦涩。

二是使动力学治疗有了明确的可操作性，突破了以往动力学治疗似乎只是跟着感觉而过于非结构化的情况。作者通过研究与实践明确地提出了16个单元的动力学疗程。但它不是为了快而短，而是有明确的目标，对来访者困扰的深入理解也是基于动力学的理论，在有限的时间内，针对人际核心冲突的问题进行探讨和修通。

三是该短程动力学疗法对人际核心冲突的理解是描述性的。核心冲突关系主题就是一个希望，一个来自他人的反应，以及一个自我做出的反应。书中给了一个例子：Black先生的希望是，在被错怪或忽视时坚定大声地表达自己的声音；然而，如果他这么做了，他觉得就会从别人那里感受到报复性的回应；于是他闭口不言，保持沉默，最后觉得心中充满憎恨，还瞧不起自己。这种对来访者问题描述性的概念化，极好地避免了过早、过快地使用动力学诸多理论对来访者的问题进行分析和贴标签。用生活的语言、来访者自身的语言理解来访者的核心问题，才会使来访者更好地理解自己。也许这对目前流行的使用大量晦涩难懂的术语对来访者进行诊断与评估的现象是一种很好的矫正。

最后我特别想表达的是：此方法非常适合动力学取向咨询师在大学的心理咨询工作。大学心理咨询中心的主要服务对象是有着一般心理困扰的大学生，人格障碍、较严重心理问题不是高校心理咨询的服务范围，而这个短程动力取向治疗的使用范围正与其一致。一般一个学期提供8次服务的大学心理咨询中心，可以将这个方法在两个学期里完成，更重要的是在有限时间内可以达到一定的咨询目标，从而帮助来访者。

对于医院的心理治疗也是如此，那些缺少时间、经济有压力的求助者，可以通过短程动力取向治疗获益，保证其基本的社会功能，在人格某些方面得到改善。而对于私人机构的咨询师，短程动力取向治疗同样可以帮助咨询师对来访者进行针对性评估，对个案有适宜的理解并构建咨询工作的架构，明晓工作的过程。有效的服务定会吸引来访者前往，收益也会相应而至。

　　关于这个短程动力取向疗法的具体内容，不管该书本身，还是 Lester Luborsky 的推荐序都讲得非常清晰了，本人在此不再赘述。短并不意味着追求快，而是聚焦。让来访者知晓其核心问题，清晰在咨询中的目标，更加细致地了解在咨询中如何获益是非常重要的。这也很好地体现了以来访者为中心，以来访者的利益为重！

　　非常感谢作者，我一直欣赏能用清楚、简洁的语言介绍心理咨询理论与方法的学者，本书作者运用案例生动、贴切、明了的阐释，将这个短程动力取向方法在咨询、临床中如何使用进行了很好的表达。作为一本有价值的、指南性的工具书，想必定会使心理咨询、心理治疗专业人员在各自的咨询治疗实践中获益。

　　当然特别感谢译者邵啸，正是因为他的工作，才可能使这本书与读者见面，使这个方法得以介绍到中国。邵啸目前在美国求学深造，在心理咨询、心理治疗领域孜孜追求。出国前他已投入心理咨询、精神分析的学习与实践，在美国更是一如既往，他用他所学、所感、所情、所体会、所实践翻译此书，相信读者在文字中一定深有体会！

贾晓明

2016.11

译者序

关　于　本　书

我最初是在中美精神分析联盟（The China American Psychoanalytic Alliance，CAPA）初级组课程的阅读材料中接触到本书的。当时发现在许多精神分析性（或动力取向）疗法的基础教材中都提到了 Lester Luborsky 所创立的核心冲突关系主题（The Core Conflictual Relationship Theme，CCRT）治疗模型，并对此给予了很高的评价和地位，甚至有一些美国的分析师认为 Luborsky 在去世前的地位和影响力要高过 Kernberg。后来我才知道，Luborsky 一生著作等身、获誉无数。作为最早以实验和定量的方法研究精神分析取向疗法的学者，他通过大量的研究证实了这种疗法的有效性，从而回应了心理学界对于这种疗法的质疑。

带着好奇和兴奋，我开始查找跟 CCRT 有关的书籍，发现除了那本经典的《精神分析性心理治疗原理：支持性－表达性疗法手册》（*Principles of Psychoanalytic Psychotherapy: A Manual for Supportive-Expressive Treatment*）之外，近年来最受好评的就是本书。在托朋友从美国购得之后，我很快通读了本书，随即被其清晰的逻辑、简洁的语言、可操作化的步骤、生动的案例展示所吸引和折服，于是我很快就确认了这正是我需要和欣赏的书。（有趣的是，这本书的英文新书的原版价格在我当时购买时只需大概35美金，而今在书市上已经被炒到了496美金。）

在那之前我参加过一系列精神分析疗法的培训，可始终都觉得自己的理解停留在了一种虚幻和模糊的状态——好像懂了什么却还是不知道在实践中应该怎么做，或只知道在某些情况下该怎么做却没有一个清晰的整体思路和指导方向。我相信不少读者也曾有过跟我类似的感受。本书在一定程度上解决了我的困扰，并让我在跟来访者工作的过程中多了一点"底气"。2014年，在跟阎兰编辑合作《心理治疗中的首次访谈》的翻译工作时，我向她描述并推荐了这本书，表达了想要翻译的意愿，然后很快就得到了她的同意。在2015年获得了美国心理学会（American Psychological Association，APA）出版社和中国轻工业出版社的授权之后，我便开始对本书进行翻译，至今已经过去了一年。

在我看来，本书所讲授的核心冲突关系主题法短程动力取向心理治疗（Brief Psychodynamic Psychotherapy，BPP）适合许多治疗师来进行学习。(1)对于刚开始学习精神分析或动力取向疗法的学生或新手治疗师，本书能够让你在短时间内实实在在地学到一些技术、思路和原理，甚至可以参考本书尝试完成一段治疗；(2)对于在医院和高校系统工作的动力取向咨询师，本书能够让你有机会在不充裕的时间内（半年或一个学期）完成一段系统有效的治疗，而这种时间限制正是常常让许多心理科医生和学校咨询师所头疼的；(3)对于经验和受训背景丰富的治疗师，本书也能够让你大有收获和大受启发，因为它罕见地将动力学理论、个案概念化方法、治疗技术、临床案例有机地结合在了一起，从而让人对于以往学到的知识和积累的经验产生一种融会贯通似的领悟；(4)即便是对于只进行长程治疗的治疗师，本书介绍的 CCRT 模型及其相关的技术和概念化方法也可以融合进你的实践中；(5)对于私人执业者，本书能够让你在接待那些没有准备好或暂时没有条件进行长程治疗的来访者时，满足他们在短期内看到疗效的愿望，并让他们在未来有机会的情况下有动机和耐心回来接受长程治疗。

关于 CCRT

CCRT 是核心冲突关系主题（The Core Conflictual Relationship Theme）的英文缩写。那为什么 CCRT 是如此重要和有意义呢？为什么在精神分析的流派和思潮的发展过程中，人际关系被赋予的重要性越来越高，以至于客体关系和人际精神分析大行其道呢？在攻读基础心理学硕士的时候，我的导师清华大学心理系主任彭凯平教授允许我将进化心理学作为研究方向，于是我的三观在很大程度上受到了进化心理学的影响。

从进化的角度讲，人类在适应环境的过程中奇迹般地进化出了能够进行清晰逻辑思维的新皮层并拥有了人工智能领域中最难实现的自我意识，从而让个体可以对自身的存在、本能、意义进行反思、质疑、挑战乃至叛逆。然而，生物进化的机制却没有为此而改变：自然始终会选择那些在生存和繁衍中具有适应性和优势的个体和基因。于是，为了生存繁衍，个体将不得不完成以下四方面的任务：（1）作为有性生殖的物种，去求偶和交配；（2）迫于幼体成熟周期长、需要资源多、脆弱易受伤害等的压力，跟配偶长期合作哺育后代；（3）愿意投入大量精力和资源，乃至自我牺牲，为包括子女在内的跟自己有基因共享的亲缘个体做出奉献；（4）作为群居动物，个体又不得不进行人际上的交流、合作、互惠，跟非亲缘的其他个体维持关系。以上四点分别对应于色情、爱情、亲情、友情，而这些正是人类赖以延续至今的关键所在，也正是逻辑思维和自我意识没有让人类走向灭绝的仰仗——少数僧侣和哲学家参悟了生命本质上的虚无和无意义性，却在本能的强大支配下仍然存活并留下了后代，或在残酷的自然选择面前被淘汰出了基因库。

没有这四种情，个体就无法良好地生存和繁衍，而人类作为一个物种也就无法延续。而这四种情，都是关系，所以关系重要，所以有问题的关系会让个体痛苦和功能受损。核心冲突关系主题关注的恰恰是关系；作为一种心理疗法，其关注的自然是那些有问题的关系，即冲突关系；因为治疗不是无限期的，且有些关系上的问题对个体影响较小，所以 CCRT 关注的是较为重要的核心冲突关系；而因为这种核心冲突关系是在跟养育者常年的互动中发展出的固定模式，所以它会在个体成年后的人际互动中以主题的形式频繁出现，所以这就是核心冲突关系主题。

关 于 理 念

　　爱因斯坦说过："如果你没办法把它用清晰的语言讲出来让别人听懂，那就说明你不够懂。"中国有句名言叫"学以致用"。这两句话就是我学习精神分析的理念，也是我评价文献、老师、督导优劣的标准之一。

　　古代的思想家和科学家试图对自然界的规律进行理解和阐释，其中的某些思想，如炼金术，就算能够自圆其说，但却很少能做到逻辑清晰，也往往让人难以理解。然而今天，科学和数学的发展与进步已经将无数自然学科在一定程度上完善统一成了一套系统的、逻辑清晰的、可以应用于实践的学科。跟伪科学不同，真正的科学应该包含描述，但也应该包括解释，而更应该包括预测和控制（干预）。即便是音乐这种艺术，也有了相应的乐理知识乃至作曲法；即便是传统中医中对于疟疾的治疗方法，也可以被屠呦呦用科学严谨的方法证明。因此，但凡对于那些看似玄妙高深且永远让人觉得云里雾里的学问和学者，我总要多问上几句"这到底是怎么回事？能讲清楚点吗？"然而我得到的回答却往往是"道可道非常道，这门学问就不是去讲的而是要用心和生命去体会的，施主只有慢慢领悟，方能修成正果，切记不可有执念哦！"或者就是"不是我讲不明白，是你现在的水平太低所以根本听不懂，你这才哪到哪，早着呢，等过十年你学明白了再来请教我吧！"不谈个人水平高低，我坚信我能分辨"因为缺少经验、知识、智力所造成的听不懂"与"因为你就没说清楚所以我才听不懂"这两种感觉之间的差别。

　　在进入 CAPA 之前，我参加过一些团体督导，每次的过程往往是这样的：（1）被督导者阅读案例报告1小时；（2）每个成员轮流分享伪装成整体反移情，但实际上却是经典反移情或他当天心情的感慨1小时（整体反移情和经典反移情的概念在本书正文第18页会有详细介绍）；（3）每个成员对报告中信息的断裂和缺口进行提问并让被督导者回答半小时；（4）督导者以演讲的形式生拉硬拽一些跟案例中来访者的具体问题关系不大的精神分析理论和概念半小时；（5）被督导者说感谢督导老师和大家的帮助，好像明白点了什么却又没明白什么，督导者说不客气我应该做的……鞠躬，鼓掌，结束。

这种经历让我陷入了深深的自我怀疑，怀疑是不是自己过于理智化，是不是自己的标准和超我太高太苛刻，是不是一切都要归咎于自己挑战权威的童年情结，是不是自己错误地理解了精神分析和督导的意义，是不是自己就不适合做一名精神分析取向的治疗师。直到我遇到了 Ralph Fishkin 并跟他开始进行每周一次的个体督导，他是我在 CAPA 初级组的个体督导，美国精神分析协会（American Psychoanalytic Association, APSAA）的执行委员会秘书。Ralph 每次跟我督导的过程大概是这样的：将案例中一些看似无关模糊的信息联系起来作为线索帮助我理解来访者的自尊、冲突、症状、移情；告诉我在某些情况下基于来访者之前的表现和叙述我需要思考什么、假设什么；告诉我他在遇到这类情况或者听到来访者说这样的话时，可能会使用什么技术以及该怎样组织语言进行干预，之后再解释为什么要如此；给我讲解我在治疗中说的哪句话是错误的以及为什么是错误的；帮助我对于来访者的问题进行细致具体的概念化；提示我在这个案例未来的工作中可能会遇到什么情况和挑战；探索我的反移情中哪些可能是我自身的问题而哪些是来访者的投射，从而在帮助我理解后者的同时建议我跟我的分析师就前者进行工作；用他从业经历中类似的案例帮助我进行理解，等等。于是，每次督导之后我都会觉得思路清晰、信心满满：知道自己在理论和技术上有哪些欠缺；知道这些欠缺可以从哪些书籍中学习或只能从临床经验中习得；知道自己明白的具体是什么；知道在接下来的治疗中该做什么和怎么做；还知道在今后别的案例中该怎么应用这些知识和经验。我相信这些"知道"是真的知道，因为我不光可以把它们总结和记录下来，还能把它们讲给别人听并且让别人听懂和觉得有道理。

我相信上述两种不同的督导体验跟我们读书时的感觉是相似的。所以我坚信好的基础教材应该是逻辑清晰、思路明确、具体务实、可操作化的，而不是相反。好的教师和督导也应该如此。本书就是如此。

关于精神分析

精神分析和精神分析性治疗（或动力取向治疗）是博大精深的。虽然精神分析师和精神分析取向治疗师的主要任务是倾听和理解，然后将自己的理解反馈给来访者从而帮助她理解自己，但是，这并不意味着这些倾听、理解、反馈就可以不讲究技术和原理；不意味着除了倾听、理解、反馈，治疗师就不能进行别的干预；更不意味着精神分析可以被比作《易经》，从而就理所当然且毫不知羞地在授课、督导、实践和写书的过程中云山雾罩，故弄玄虚，语无伦次。

另外，正是因为精神分析的博大精深，正是因为其理论和概念的抽象和晦涩，也正是因为其学习过程的昂贵、漫长、困难，许多学生都会在接触到它的时候望而却步。练过武术的读者都知道："太极十年不出门。形意一年打死人。"妄自尊大地说，精神分析就是太极，而某些疗法就更像形意。CAPA 的一位老师确实说过，她在学习了精神分析十年之后才终于觉得自己不再是新手，终于觉得知道自己在做什么和该怎么做了，我想这种说法在谦虚踏实的精神分析取向治疗师听来应该不会太过惊讶。太极十年尚且都不出门，那太极五年估计出门都打不过个街边练摔跤的，而太极三年更是出门卖艺都没观众爱看。可是，不是每个学生都有机会见到张三丰发功胜敌，也不是每个来访者都有运气欣赏张三丰演武展示，他们看到的更多是学艺不精的张二牛，而张二牛练得套路难看笨拙，打架还输给了小流氓。于是他们就说："你看，你看，太极就是这样。"从此既不愿意学也不愿意看。这正是精神分析学派在中国发展和推广中遇到的困境。

所以，太极不应该自视清高，太极应该接地气。太极宗师应该想办法让刚入门两年的学生也可以行走江湖，不仅能战胜地痞无赖，还能靠打把式卖艺挣钱，从而让更多的民众知道太极，了解太极，认可太极。毕竟，战胜了流氓的小师弟才有勇气站桩三年，在推手中被震得飞出去过的民众才能够心生敬仰。我认为，CCRT 法短程动力取向心理治疗就属于这类宗师想出来的速成法，而本书就是记录这种速成法的秘籍。CCRT 法短程动力取向心理治疗能够让学生在较短的时间里学到可以进行临床实践的技能，从而获得信心和动力深入地学习精神分析，它还能让来访者在较短的时间内看到效果，从而愿意尝试接受长程动力取向疗法或精神分析。

关 于 翻 译

佛教起源于印度，而唐三藏为了学习和弘扬佛法远赴西天，历经九九八十一难取得真经，把经书带回中土并译成汉语，以至于后来佛教在印度黯然凋零，却在中国发扬光大。唐三藏希望佛教在中土发扬光大，唐三藏想必不愿看到它在印度黯然凋零。

精神分析起源于欧洲而兴盛于美国，那些抛家舍业乃至倾家荡产留学欧美学习精神分析并有志于回国发展的学生就是第一种唐三藏。然而唐三藏不仅带回了真经以供自己学习参悟并随即开坛说法，却还把真经翻译了出来从而让更多的同道和世人也能进行学习。不夸张地说，认真严谨地进行翻译工作的人就是第二种唐三藏。

第二种唐三藏比第一种责任更为重大，因为他取回真经后本可以交给精通梵文深谙佛法的高僧翻译，可如果他在自己梵文不通或道行尚浅的情况下执意独霸翻译的工作，从而贻误后人祸害同行，这就说不过去了，这就成了邪恶的唐三藏。

无论如何，唐三藏们都希望精神分析在中国发扬光大，也都不愿意看到它在欧美黯然凋零。因此，我们需要更多的第一种和第二种的唐三藏，需要更努力更勤奋的唐三藏，需要好的唐三藏而不是坏的唐三藏，需要唐三藏去了西天还能不忘初心回到中土而不是留在印度享乐或苟且。不仅如此，我们还希望唐三藏的弟子们能够开宗立派，而如果佛教在印度彻底覆灭，那么我们也希望有朝一日唐三藏的传人们能够重回印度，复兴佛法。

最后，鉴于本人英语翻译和心理治疗方面的水平都极为有限，译本中难免有生硬的用词和笨拙的句式，还望得到诸位读者、同行及老师的海涵。另外，如果您发现了译者注和正文翻译中存在着理论概念或术语使用方面的错误，欢迎发送邮件到 xsmajor@163.com 提出批评，进行指教，或跟我讨论。

关 于 感 谢

感谢本书的编辑阎兰女士让我有机会独立完成本书的翻译，并且在翻译的全过程中给予我鼓励和信任，而不是压力和催促。感谢我曾经的两位治疗师——方新和刘丹博士，现在的分析师 Mark Spergel 博士，曾经的督导 Ralph Fishkin 医学博士，现在的三位督导——Mary Davis 医学博士、Yu-Kang Chen 博士、上海的李莉女士。感谢北京师范大学的闫煜蕾博士和上海的注册督导师李莉女士阅读本书初稿并提出意见。感谢我的每一位来访者。还要感谢天津耀华中学的莎莉老师长久以来对我的无私关爱。

最后，我要特别感谢我亲爱的父母，感谢你们对我学习和从事心理治疗工作给予的极大的精神和经济上的支持，没有你们的支持这一切都无从谈起。

推荐序

在阅读的时候，我发现这真是一本值得拥有的好书。案例部分的描述是那么栩栩如生和跌宕起伏，以至于读者会被带入治疗故事中，被我们勇敢的病人 Benton 小姐和勇敢的治疗师 Book 博士所吸引，为他们在进行 CCRT 焦点疗法时彼此的互动和对话所着迷。在读完本书之后，你可能会感到跃跃欲试和充满自信，想要亲自尝试实施这种疗法。在诸多关于 CCRT 法心理治疗的文献中，本书是第一部**以治疗师和病人在每次会谈中的真实对话来阐释** CCRT 焦点疗法该如何实施的作品。迄今为止，已经有许多本介绍 CCRT 理论和概念的书出版，甚至也有一些关于在心理治疗中应用 CCRT 的书上市。然而，本书的特别和唯一之处在于，它的前半部分用于按部就班、循序渐进地描述 CCRT 焦点发展和形成的方法和步骤，而后半部分则全部用于呈现治疗师将 CCRT 应用于 16 次治疗会谈中的开始阶段、中间阶段和结束阶段的具体方法。寻找以往关于 CCRT 的文献最容易的方法就是阅读《CCRT 实时通信》（*The CCRT Newsletter*）（Luborsky, Kachele, & Dahlbender, 1997）。最近一期的《CCRT 实时通信》（May, 1997）列出了自 1990 年起世界范围内出版的关于 CCRT 的 50 部论文和图书，以及 140 项正在进行的研究。因此，尽管本书并不特殊，但它却独一无二。

在此，我想说些我关于 CCRT 的看法，以引导读者随后对本书的阅读。CCRT 的新颖之处在于，它提供了一种用于对病人的主要关系模式进行概念化的可靠方法。CCRT 是第一套指导治疗师进行这种概念化的系统方法。这种方法聚焦于移情模式的证据，从而让治疗师能够在倾听病人叙述的过程中对她的移情模式进行概念化。病人在每次治疗会谈中自发地叙述着一个又一个主题，而治疗师则是要将这些内容冗赘繁复的主题和叙述凝练成一个清晰简洁的移情模式。病人的叙述常常包含着一系列关系片段，而这些关系片段包含的则是病人跟他人（也包括治疗师）互动的情节。研究显示，病人经常会讲述关系片段，事实上，病人平均会在每次治疗会谈中讲述大约四个关系片段，而且治疗前期讲到的关系片段（relationship episode，RE）会比后期多。每段叙述通常会包含一个病人的希望（wish，W），一个他人反应（response of other，RO），一个病人随后做出的自我反应（response of self，RS）。下面是我推荐的最为简洁的得出 CCRT 的步骤。

1. 倾听关系片段。
2. 从每个片段中抽取出希望、他人反应、自我反应。
3. 从一系列叙述中总结出最频繁出现的 W、RO 和 RS。出现频率最高的 W、RO 和 RS 的组合就是 CCRT 所在。
4. 在合适的时机下，将 CCRT 的整体或一部分呈献给病人。病人和治疗师一起在这个 CCRT 的内部寻找整个治疗即将持续围绕着的焦点。这个焦点应当跟病人的治疗目标相符合。

Howard Book 的这本书旨在讲授和阐述 CCRT 焦点短程动力取向心理疗法，其中，他用生动具体的临床案例示范了：（1）如何识别 CCRT；（2）如何在治疗中对其进行聚焦；（3）如何在聚焦的工作中帮助病人克服其 CCRT，或对其 CCRT 的一部分进行适应。到此为止，本书还有一些优点和特色是我还没说到的。我会用后面的篇幅来指出和讨论这些品质。

■ 治疗师在病人说出关系片段的同时就把它们记录下来，这会让事情变得更容易，因为治疗师就不用进行录音再等着录音被转录成逐字稿了，更不用依赖自己那可能包含错误的记忆进行回顾了。
■ 在案例演示中，借用虚构出来的对话场景来帮助读者理解这种疗法。这种咨访对话是案例中没有发生但却有可能发生的。这种虚构对话的方法让 Book 能够更为具体地呈现出治疗师在实践中可能会遇到的各类情况和相应的处理方法。

■ 作者描述了指导病人叙述出更多关系片段的方法，以及对这些片段进行分析和理解的方法。这两种方法在以往的文献中曾经被描述过，而最为详尽的描述可能要数 Mark 和 Luborsky（1991）的论文以及 Mark 和 Faude（1995）的论文。对关系片段进行深入探寻的理念其实很古老：任何叙述都会包含信息断层和逻辑断裂，对此，只需要让病人再次叙述，并通过一些询问引导病人来填补这些断层和断裂即可。

■ 相比于大多数 CCRT 焦点疗法，短程动力取向心理治疗高度关注关系片段。这是一种优势，即使这有时候意味着治疗会谈中某些其他信息的损失。

■ 更加系统地使用活化来作为关系片段，这是一种技术优势。这种做法曾在 Luborsky（1984）的著作中被描述过，但是这种对于活化的使用和识别在本书中得到了更为杰出的阐释，而对于活化进行聚焦的技术层面的优势也得到了更好的例证。

■ 治疗师在社会化访谈中对于 CCRT 进行清晰明确地呈现，这是一种独特且有用的技术。这会迫使治疗师在治疗早期尽快完成对于 CCRT 的概念化，更重要的是，这还能让病人有机会对治疗师的呈现进行回应，从而最终在围绕着这一焦点的工作中获益。

■ 对于后退性希望和前进性希望的讨论，连同对于后退性希望的处理方法，即将其视为自我反应而不是希望，这些都是十分有用和意义重大的。先前关于 CCRT 的文献中从未有过如此详尽的这方面的论述和阐释。

■ 主要章节末尾部分的问答环节为"观众"提供了提问的机会，也给作者留下了解答的空间。这些问答相当清晰、有条理，提问涉及许多重要议题，而回答则对于读者的学习和阅读很有帮助。

本书以通俗易懂的论述和赏心悦目的文笔清晰而优美地描述了CCRT法短程动力取向心理治疗。这种治疗方法相对来说易学易练，而对于那些有经验的治疗师来说也同样有所助益，因为它条理清晰地呈现了治疗师所要完成的任务和即将面临的困难和挑战。尽管本书是关于16次会谈限时心理治疗的，但是书中包含的原则和理念无疑可以被应用到我们在进行无时限心理治疗的临床情境中。综上，我以钦佩、赞美、推荐的态度，欢迎广大的动力取向心理治疗师来阅读本书并使用这种疗法。

Lester Luborsky 博士

参 考 文 献

Luborsky, L. (1984). *Principles of psychoanalysis to psychotherapy: A manual for supportiue-expressive (SE) treatment.* New York: Basic Books.

Luborsky, L. (1997). The convergence of Freud's observations about transference with the CCRT evidence. In L. Luborsky & P. Crits-Christoph (Eds.), *Understanding transference: The core conflictual relationship theme method.* (2nd ed., pp. 307-325). Washington, DC: American Psychological Association.

Luborsky, L., Kächele, H., & Dahlbender, R. (Eds.). (1991). *The CCRT Newsletter* [biannual publication]. Philadelphia: University of Pennsylvania.

Mark, D., & Luborsky, L.(1991). *Manual for supportiue-expressiue psychotherapy for cocaine abuse.* Unpublished Manuscript, University of Pennsylvania, Philadelphia.

Mark, D., & Faude, J. (1995). The dynamic focus. In H. Strupp & J. Binder (Eds.), *Psychotherapy in a new key: A guide to time-limited dynamic psychotherapy* (pp. 65-109). New York: Basic Books.

作者序

　　作为一名习惯于对病人进行每周1—3次、长达数年的心理治疗的精神分析取向心理治疗师，我原本对于短程动力取向心理治疗不感兴趣。尽管知道这种治疗模型，但是我却曾经将其视为一种二流的、"创可贴"式的疗法——相比于贵族式的长程疗法来说要拙劣不少。然而，大概10年前，我对于 BPP 的兴趣却在相互交织的四种力量的作用下被激发了。首先，越来越多的优秀研究显示，BPP 是一种帮助患有心理问题的病人缓解突出症状的有效的治疗模型（Howard, Kopta, Krause, & Orlinsky, 1986; Smith, Glass, & Miller, 1980）。其次，我惊讶地发现在住院实习医生的训练项目中，对于心理动力取向疗法的强调越来越少（Reiser, 1988），而同时却有越来越多的病人需要接受心理治疗（Messer & Warren, 1995）。资源的减少和需求的增加，这两个同时发生的现象和趋势让病人获得心理治疗的途径越来越艰难，机会也越来越稀缺。

　　再次，途径和机会出了问题，而经济上的承担能力也不容乐观。正在兴起的医疗-工业联合体（medical-industrial complex）的力量越来越强大，从而导致了心理和精神健康领域的消费遏制趋势，结果就是人们必须要在服务质量和利润率之间做出取舍（Book, 1991; Relman, 1980, 1983; Starr, 1982），这让我开始对 BPP 作为一种有效的、共情性的疗法产生了兴趣。最后，我的临床工作经验让我有兴趣去探索精神分析概念的强大以及精神分析性疗法的治疗潜力。于是，我和跟我有同样想法的同事们（Harvey Golombek, Kas Tuters 和 Christine Dunbar）就开始尝试了解一系列的 BPP 学派。通过这种尝试和探索，我们力图将短程动力取向心理治疗的培训项目纳入多伦多大学（University of Toronto）的精神病学系和继续教育办公室的资助计划。

最终，我开始联系宾夕法尼亚大学（University of Pennsylvania）精神病学系的心理学教授 Lester Luborsky，并希望从他那里得到培训。20 多年来，Luborsky 教授和他的团队发展、研究并改善出了一种可靠有效的方法，借此得出一个临床上相关且范围有限的焦点，它叫作核心冲突关系主题，进而围绕着这一焦点进行心理治疗（Crits-Christoph, et al., 1988; Luborsky, 1977, 1997; Luborsky, Crits-Christoph, & Mellon, 1986）。在有限的疗程里发展出一个独立的焦点并对其进行工作，这是所有短程动力取向心理治疗流派都认同的对自己的描述。* CCRT 法 BPP 吸引我们的有如下几个原因。第一，从教育者的角度讲，我们惊讶于在学习和传授发展得出关键 CCRT 焦点方法时的容易度。第二，从实践的角度讲，我们发现CCRT 法 BPP 很容易被不同流派的精神分析取向心理治疗师所接纳和实施，无论他们是经典精神分析、客体关系还是自体心理学流派的。第三，从临床的角度讲，对于符合准入标准的病人，CCRT 法 BPP 在缓解症状和进行有限却显著的性格改变方面效果显著，这种效果让我们为之着迷。在一系列讨论之后，上述三个原因促成了我们将 CCRT 法 BPP 作为我们的短程心理治疗培训项目的唯一选择。在过去的十年里，我们所提供的9个月的高强度 CCRT 法 BPP 项目培训了超过40位心理健康从业者——精神科医生、心理学家、社工、家庭治疗师、从业护士，而且我们所提供的为期半天到两天的工作坊更是有数百位从业者前来参加。

在进行教学和开设工作坊的过程中，我的心中逐渐萌发了写作本书的想法，因为我越来越清晰地意识到了教学领域的市场上缺乏这样一本手册，一本能够让不同流派的治疗师轻松地了解和一步步地学习实施CCRT 法 BPP 的手册。在这样的背景下，我开始尝试写作这样的一本互动式的、通俗易懂的、便于实操的手册。在本书的第一部分，我通过广

---

* 在众多BPP流派中，除了CCRT法以外最有名的要数Hanna Levernson的限时动力取向心理治疗（Time-Limited Dynamic Psychotherapy）。——译者注

泛的临床案例呈现了 CCRT 疗法的框架和模型，从而让读者能够了解和掌握一种易学易练的、步骤清晰的得出病人 CCRT 治疗焦点的方法。在本书的第二部分，借由对于 Benton 小姐（名字和身份信息已经过伪装）16次会谈治疗过程的回顾，我展示了对病人实施核心冲突关系主题法短程动力取向心理治疗的全过程。无论是在第一还是第二部分，为了能让理论概念更加便于理解和应用，我都配以了大量真实的临床对话示例。

Howard E. Book

作者致谢

　　尽管我是本书的唯一作者，但是本书却是在许多人的帮助、支持和指导下完成的。如果没有众多朋友和同事的建议，如果没有跟他们的讨论，这种从概念想法到书稿撰写的转化是无法完成的。带着愉悦的心情，我要在此感谢 Barry Arbus 法学学士，Percy 和 Rose Budman 夫妇，Christine Dunbar 医学学士，Hy "Doc M2" Eiley，Harold Eist 医学博士，Glen Gabbard 医学博士，Harry Hardin 医学博士，Daniel Hardin 文学硕士，James Mann 医学博士，Michael McIntosh 法学学士，以及 Larry 和 Nina Ungerman 夫妇。

　　在以下三位朋友和同事的解释、指导和支持下，我对于 BPP 的思考和知识得到了巨大的深入和丰富，在此，我尤其要对他们表示感谢，他们分别是：短程动力取向心理治疗培训项目的创立者兼资深顾问 Harvey Golombek 医学博士，他同时也是加拿大医生皇家学院的学员，他给予了我许多具有启发性的洞见和临床工作方面的智慧，并对我们培训项目的发展做出了巨大贡献；短程动力取向心理治疗培训项目的副主任 Kas Tuters 医学博士，他也是加拿大医生皇家学院的学员，他对于我们项目的发展、完善、监督做了巨大的投入和付出；再有就是 Luborsky 博士，他那令人兴奋的热情、严谨的研究精神、作为临床工作者的好奇心、持续稳定的鼓励让我得以坚定地完成了本书的撰写。

　　我有幸能够跟以下三位同事合作完成本书的出版，他们分别是策划编辑 Ted Baroody、责任印制 Ed Meidenbauer、文字指导 Julia Frank-McNeil 小姐。正是在他们温柔轻松的指导下，本书在 APA 出版社的发行才得以顺利完成。Eleanor Posner、Sheryl Demetro、Janet Griffiths 和 Gwen Matthew 四位秘书帮助我完成本书手稿的整理和合成工作，我对他们表示感激。

我想向我的妻子 Linda 以及我的儿子 Josh 和 Adam 表示深深的感谢和爱意，他们对于我写作本书的意愿给予了极大的理解，并且尽量为我提供了写作本书所需要的时间！

最后，我要感谢 Benton 小姐，正是她允许并愿意让自己的治疗过程在匿名和伪装之后构成了本书第二部分的主要内容。

Howard E. Book

关于本书

　　本书的目的在于提供一个通俗易懂且聚焦于临床的框架，从而让读者能够借以去实施基于核心冲突关系主题（Core Conflictual Relationship Theme，CCRT）理论的短程动力取向*心理治疗（Brief Psychodynamic Psychotherapy，BPP）。本书的写作建立在 Lester Luborsky 及其同事在过去20年来的一系列研究之上，也在一定程度上源于 Lester 等人出版的著作。其中最为著名的当属他在1984年出版的《精神分析性心理治疗原理：支持性-表达性疗法手册》（*Principles of Psychoanalytic Psychotherapy: A Manual for Supportive-Expressive Treatment*），以及他与 Paul Crits-Christoph（1997）合著的《理解移情：核心冲突关系主题疗法》（*Understanding Transference: The Core Conflictual Relationship Theme Method*）。因为本书是临床导向的，所以其重点在于指导治疗师该如何实

---

* 本书书名和正文中的"动力取向"或"心理动力学"这一对术语对应的英文单词是dynamic或psychodynamic，在本质上，动力取向就是精神分析取向的意思，也就是说动力取向疗法就是精神分析性疗法。最初，欧美学者选用"psychodynamic"代替"psychoanalytic"一词的原因主要有三：首先，让人们更好地区分每周1—3次的略偏支持性的心理动力学疗法（即psychodynamic therapy）和每周3—6次的探索性释义性的精神分析（即psychoanalysis）之间的区别；其次，因为有些新创立的疗法虽然借助了大量精神分析的理论和技术却已经跟精神分析的内核出现了分歧，所以这些疗法可以被叫作动力取向疗法却不太适合再被叫作精神分析性疗法；最后，许多年来，在一些学术风潮和文艺作品的影响下，有些民众对精神分析有了反感，错误地认为精神分析就是张嘴闭嘴"你跟你妈如何"或"你的肛门和生殖器如何"这样的诡异和偏激，所以，众多精分取向治疗师就机智地换了一种说法，说自己做的是动力取向心理治疗，让来访者不知道这是什么意思，从而也就不会担心一进门就听到治疗师说"你妈"和"肛门"。——译者注

施基于 CCRT 理论的短程动力取向心理治疗，而不是在于向读者呈现大量的研究报告以支持这一理论。因此，本书中只会引用适量但却有限的研究文献。

哪些人能够从本书中获益

本书主要面向三大类读者：其一，从事心理健康工作的专业工作者，无论是哪个领域，无论实施的是长程心理治疗还是精神分析，或两者兼具，只要有志于学习 CCRT 取向的 BPP 即可；其二，心理健康领域的研究生机构的教师和管理者，无论是临床心理学项目、精神科项目、还是社工项目；其三，目前正于上述这类项目中受训的学生。本书涉及一些动力取向疗法的基本知识和技术，所以对此并不熟悉的学生应当在阅读时配以其他动力取向心理治疗的基础教材进行辅助。我们推荐的补充读物如下：Luborsky（1984）的《精神分析性心理治疗原理：支持性-表达性疗法手册》（*Principles of Psychoanalytic Psychotherapy: A Manual for Supportive-Expressive Treatment*），Basch（1980）的《实践心理治疗》（*Doing Psychotherapy*），Bruch（1980）的《学习心理治疗》（*Learning Psychotherapy*），以及 Usher（1993）的《动力取向心理治疗技术概述》（*Introduction to Psychodynamic Psychotherapy Techniques*）。

本书的框架和内容

本书分为两大部分。在第一部分中，我先回顾了一些短程动力取向心理治疗的常识（第一章），然后聚焦于 CCRT 法 BPP。短程动力取向心理治疗的成功与否，在很大程度上取决于是否能够发展出一个特定的治疗焦点，从而以这一有限却很重要的焦点为目标来开展后续的治疗（Høglend & Heyerdahl，1994）。因此，本书第一部分的重点就是让读者体验一下这种易学好懂，按部就班的治疗方法，体验一下核心冲突关系主题疗法中治疗焦点的形成过程。我会用许多章节通过临床案例来详细地描述这一过程，通过练习让大家学到发展出治疗焦点的技巧和技能。另外，在第六章的问与答部分，我也会呈现一些读者在学习核心冲突主题时和在发展出治疗焦点的过程中常见的问题和疑惑。

在第二部分中，我先描述了实施 CCRT 法 BPP 的方法。通过 Benton 小姐这一具体的案例，我在她叙述的基础上进行诊断和评估，确认她是否适合接受短程动力取向心理治疗，并形成她的核心冲突关系主题的焦点。然后，在对话细节的帮助下，16 次 CCRT-BPP 的开始阶段、中间阶段及结束阶段进而得以描述。为了加深和扩展第二部分与临床实践的关联，我也会提供一些在 Benton 小姐案例中可能会发生的其他情况及其处理方法，而这些情况都是我们在进行核心冲突关系主题模式的短程动力取向心理治疗中经常会遇到的。在第二部分的每章末尾，我会呈现一些我跟同事在进行 CCRT-BPP 的教学工作坊时被问及的问题，及其相应解答。以上这些内容都是为了能让读者更好地通过本书进行学习。作为本书的特色之一，我希望这种互动性学习的模式能够让心理健康领域的专业工作者更好地了解基于 CCRT 法的短程动力取向心理治疗的实施方法。对应于第一部分一步一步的方法描述，第二部分会帮你打下更为扎实的 CCRT-BPP 的基础。

目　录

第一章　短程动力取向心理治疗与核心冲突关系主题法的介绍 ………… 1

第一部分　发展核心冲突关系主题 / 25

第二章　确定CCRT焦点 ……………………………………………… 27
第三章　让隐含的CCRT组成部分浮出水面 ………………………… 41
第四章　短程动力取向心理治疗的目标：实现希望 ………………… 59
第五章　如何向病人呈现CCRT ……………………………………… 71
第六章　治疗的三个阶段 …………………………………………… 81

第二部分　CCRT法短程动力取向心理治疗的实践：一个案例研究 / 95

引言 …………………………………………………………………… 97
第七章　评估过程：在收集个人历史信息和实施精神状态检查的
　　　　同时捕捉关系片段 ………………………………………… 103
第八章　社会化访谈 ………………………………………………… 129
第九章　第一阶段（第1—4次治疗会谈）：展现CCRT的普遍存在性 ·· 139
第十章　第二阶段（第5—12次治疗会谈）：鉴别和修通RO ……… 163
第十一章　第三阶段（第13—16次治疗会谈）：治疗结束 ………… 189
第十二章　结语 ……………………………………………………… 213

参考文献 ……………………………………………………………… 217

第一章

短程动力取向心理治疗与核心冲突关系主题法的介绍

短程动力取向心理治疗（Brief Psychodynamic Psychotherapy，BPP）有着与精神分析一样久远的历史（Bauer & Kobos, 1993; Messer & Warren, 1995）。在 Breuner 和 Freud 对他们早期的病人——如 Katarina、Lucy R. 及 Anna O.——的治疗中，治疗的时间跨度不过只有数周或数月，而纵观 Freud 的整个职业生涯，他都会时不时以短程疗法进行工作（Breuer & Freud, 1893—1895/1955）。在一个著名的案例中，Freud 通过一个 4 小时的单次治疗会谈就识别并且解决了作曲家 Gustav Mahler 的性无能问题（Marmor, 1979）。另外两位早期的精神分析师，Ferenczi 和 Rank（1925/1986），对于精神分析的时长跨度进行了修正，从而对正统发出了挑战。在《精神分析治疗：理论与应用》（*Psychoanalytic Therapy: Principles and Applications*）一书中，Alexander 和 French（1946）对于精神分析的一些概念进行了重新审视，从而提出，精神分析性治疗可以在简短的同时不失有效。正如 Messer 和 Warren 指出的那样，之所以短程动力取向心理治疗会在如今盛行，是因为它反映了当下社会、政治及经济环境的变革，也说明了短程动力取向心理治疗在疗效和性价比方面经受住了学术研究的严格检验（Crits-Christoph, 1992）。

至于说为什么还是存在着对于 BPP 广泛应用的阻力，这或许反映了长程心理治疗的治疗师们鄙夷的态度（Hoyt, 1985），或许也反映了人们对于短程动力取向心理治疗与其他类型的短程疗法之间的混淆（如紧急心理治疗和危机心理治疗）。由于人们对于长短程心理治疗在治疗的目标和技术上同样存在着迷惑，一些误解就变得更深了。在本书中，我希望消除一些误解，从而向读者强调：短程动力取向心理治疗不能等同于次数很少的心理治疗（Levenson, Speed, & Budman, 1995），也绝非被压缩到有限次数的精神分析。我想表明的是，短程动力取向心理治疗是一种基于心理动力学理论发展出的每周 1 次，持续 12 ～ 50 次的疗法，它的目标在于症状方面的缓解（Crits-Christoph, 1992; Kopta, Howard, Lowry, & Beutler, 1994; Luborsky, Singer, & Luborsky, 1975; Piper, Azim, McCallum, & Joyce, 1990; Shefler, Dasberg, & Ben-Shakhar, 1995; Thompson, Gallagher, & Breckenridge, 1987），在于虽然有限却意义重大的性格改变（Anderson & Lambert, 1995; Brom, Kleber, & Defares, 1989; Winston et al., 1991, 1994）。*

短程动力取向心理治疗

在一份由 38000 个在门诊设置下接受心理治疗的病人样本中，Olfson 和 Pincus（1994）发现，有 70% 的病人接受的治疗少于 10 次，而有 85% 的病人接受的治疗少于 20 次。然而，这并不意味着大多数在美国的病人接受的就是短程动力取向心理治疗。

短程动力取向心理治疗的特点并不仅仅是短期接触，它还意味着一种特定的理论解读和特定的技术取向。除了 BPP 以外，还有两种其他的短期动力取向心理治疗性干预，他们分别是**紧急心理治疗**（emergency psychotherapy）和**危机心理治疗**（crisis psychotherapy）。Marmor（1979）在一篇优美却不失详尽的文章中清晰地定义了上述几种疗法之间的差异。借用 Marmor 在其文章中的论述，下面我将从总体上对于这些模式之间的

---

* 在本书中，来访者（单数）全部用"她"指代，而治疗师将用"他"进行指代。这种安排与统计数据或政治正确无关。这样做仅仅是因为在本书后半部分的 Benton 小姐的案例中，治疗师，即作者自己，是男性，而病人是女性，于是全书就沿用了这种指代，以方便读者快速辨别代词所指。——译者注

异同进行比较。

紧急心理治疗

　　紧急心理治疗的目的在于，让那些由于内外部压力而心理失衡的病人（和那些自我功能严重不堪重负的病人），以及那些在压力的影响下现实感受受到破坏的病人，获得症状上的缓解。为了实现这一目的，治疗师将行使"辅助性自我（auxiliary ego）"的功能，从而帮助这些病人恢复现实检验（reality testing）的能力，增强他们的适应性防御（adaptive defence），让他们的那些破坏性的焦虑感得到调节，并且让他们的冲动得到容纳。另外，治疗师通过共情性的（empathic）评论强化治疗联盟（therapeutic alliance），并维持一种良好的抱持（holding）环境。

　　病人是坐着接受治疗的。每次会谈的时长取决于病人的临床状态，从1或2分钟至10或15分钟不等。治疗的频率——每天1～5次不等——和持续时间也都视临床情况而定。

　　下面，举一个我个人从业经历中的一次紧急心理治疗的例子。一次，我被召唤去一所综合医院的急诊部，接待一位32岁的男性。当我走进房间时，他在那坐着，担惊受怕，扫视着天花板，似乎在对一些声音做出反应。我对他的情况给出了一些评论，告诉他他现在正在医院，告诉他我从他的行为推断出他感受到了危险，让他知道我很愿意试试看能不能让他觉得安全一些。这些都是简单而普通的话语，但它们的意义在于增强病人的现实检验能力。我对于他感到危险的评论是一种共情性的回应，旨在传递出我对于他内心状态的理解，从而让他在觉得自己被理解了的同时得到安慰以平复下来。

　　他开始告诉我，有个批评的声音说他是个可恶的罪人，此时我温和地建议说，也许这些声音与他对于自己的感受有关。这一建议意在通过指明他的精神病性投射（projection）来增强他的现实检验能力。

　　在这次交流过后，这位精神病水平的男子变得没那么焦虑了，并且表示愿意接受住院治疗的建议，因为医院或许会让他感到更加安全和冷静。尽管我的言语并非作用于他精神病性水平的心理问题（psychosis），但是我所出借的辅助性自我却让他能够舒适地接受住院治疗的建议。

危机心理治疗

危机心理治疗在目的上类似于紧急心理治疗，其目的也在于让那些遭受着极其强烈的内外部压力的病人获得症状上的缓解。两种疗法的差异在于，接受危机心理治疗的病人尚未心理失衡，而是处于失衡的边缘。为了实现减轻症状的目的，治疗师力图扭转退行（regression）*的趋势，将病人恢复到之前的功能水平，不管之前的功能水平到底是具有适应性的还是适应不良的。与接受紧急心理治疗的病人不同的是，接受危机心理治疗的病人在自我功能（ego function）方面并无重大缺陷。

如同紧急心理治疗一样，危机心理治疗的时长和频率都取决于病人所处的临床状态。总体来说，每次会谈20～45分钟，频率为每天一次至每周一次，持续时间通常少于6周。如同紧急心理治疗一样，为了帮助病人减轻症状，恢复到先前的自我功能，治疗师将提供辅助性自我，帮助病人容纳（contain）**那些过于强烈的焦虑，提供共情性的评论，促进适应性的防御，给出建议，并进行适当的乐观性安慰。除了行使辅助性自我的功能之外，治疗师也可以适当地给予释义性的（interpretive）回应。

下面我再举一个我个人临床经历中的例子。这是一位27岁的单身女性，抚养着自己5岁和2岁的两个孩子。她在老板死后变得极为愤怒和惊恐，于是被家庭医生转介给我。在谈话中她非常焦虑，担心自己会

---

* 按照弗洛伊德（Freud）的说法，退行，作为一种防御机制，指的是自我的功能退回到早期发展阶段时的状态，而不能以成熟的方式应对冲动和冲突。然而在本书中，许多时候"退行"指的仅仅是退步，即病人失去了治疗中本来已经获得的改变和成长。——译者注

** 容纳，即contain；抱持，即hold。它们是本书中反复出现的两个概念。二者之间虽然类似，但却值得区分。比昂（Bion）提出的容纳这一概念是指，母亲为婴儿提供一种环境，在其中，婴儿的投射性过程不会伤害到母亲，而婴儿还能进行良性的内射性认同，从而促进了婴儿的心理成长，容纳更偏向是一种母亲创造心理空间的认知功能。与之相对，温尼科特（Winnicott）所描述的抱持环境是指，一种母婴之间的共情性的身心伙伴关系，在这种关系下，母婴双方（以婴儿为主）的生理和心理层面的体验能够得到管理和控制。——译者注

被代理领导开除，因为她跟这位领导关系并不算好。她进而慌张地谈到了自己那十分紧张的财政状况，害怕自己被解雇而无力抚养子女。她的家庭医生无法理解也并不认可她的这种强烈的焦虑，这一点让她感到更加绝望。

在这第一次治疗会谈中，我共情性地评论了她在听到家庭医生的看法之后感受到的不被重视，以及她对于代理领导成为新上司之后可能会让她无力抚养子女的担心。听到这些共情性的评论之后，她的焦虑降低了。而在我试图正常化（normalize）她当前的状态，告诉她在这种情况下她对于孩子们的担忧完全可以理解之后，她变得更加冷静了。

然后，为了增强她的强迫性防御（obsessive defence），我跟她一起制定了一系列具体策略，帮助她处理她的焦虑，帮助她应对她的新上司。例如，因为每天清晨是她感到最为焦虑的时候，所以我建议她跟我一同写下一系列早上应该立刻完成的任务，比如检查语音信箱，按照一定的优先级回复电话，完成前一天没有做完的工作任务，等等。最后，我向她表示，我对我们之间的合作比较乐观，认为我们可以通过共同的努力逐步成功地处理好她的焦虑。

一旦我成功地缓和了她眼下的危机，让她强烈的焦虑得到一定的消退，紧接着我就可以在第2次和第3次会谈*中，尝试性地将她对于老板亡故强烈的焦虑反应跟她在7岁时所经历的母亲去世联系在一起。我的目的是帮助这位女性重新获得其先前所具有的平衡，而不是改变她的性格。

随着她意识到自己对于母亲去世与对于当下老板亡故的反应之间的联系，她逐渐能够对于自己的焦虑和恐惧感受到更多的控制。在第4、第5、第6次会谈（最后一次）中，我们的工作一直围绕如下内容：她现在

---

* 本书中使用的"会谈"和"治疗会谈"都对应为英文中的"session"。需要注意的是，尽管每次跟病人正式见面都可以叫作一次"会谈"，然而作者大多时候提到的会谈次数却是从评估过程和社会化访谈之后的正式治疗阶段开始计算的。也就是说，作者认为正式的治疗是不包括先前的评估和社会化访谈的。因此，16次会谈的时限也是从社会化访谈之后才开始计算的。

已经是一位27岁的成人了，她对于周遭环境的掌控远远好于她7岁时候的情况。在最后的两次会谈中，我评论说，她对于焦虑进行调节和容纳的能力正变得越来越强，而在工作方面也变得越来越有效率。在第4次会谈中，我明确地问了她对于治疗将要持续多久的看法。我接受了她的建议，我们再继续工作两次，并且鼓励她"谈论"失去我所带来的感受。她觉得与我的分离并没有像失去老板那样让她感到创伤，因为这是她自己做出的选择，并且，她也知道如果有必要随时可以再来见我。

短程动力取向心理治疗的定义

短程动力取向心理治疗的目标在于症状上的缓解（Crits-Christoph, 1992; Kopta et al., 1994; Luborsky et al., 1975; Piper, Azim, McCallum, & Joyce, 1990; Shefler et al., 1995; Thompson et al., 1987），以及程度有限但却意义重大的性格改变（Anderson & Lambert, 1995; Brom et al., 1989; Winston et al., 1991; Winston et al., 1994）。后一目的正是区分短程动力取向心理治疗与紧急心理治疗和危机心理治疗的关键所在。这一特点同样也使得短程动力取向心理治疗不同于长程心理治疗或精神分析，因为后两者的目标在于取得重大且广泛的多维度的性格改变。从这种意义上讲，BPP不能被视为压缩到有限次数之内的长程心理治疗或精神分析。

如同所有动力取向疗法一样，BPP的主要原则来源于精神分析的理论：强调童年早期经历对于成人之后身心功能的重要影响；强调潜意识作为背后动机的力量；强调强迫性重复（repetition compulsion）的意义，即人们为了不让记忆中的冲突出现在意识层面而进行的行为；强调移情（transference）无处不在的普遍性，病人现今对待治疗师的无意识反应模式正是他们早年与重要养育者的反应方式。

在BPP中，病人与治疗师面对面坐着接受治疗，每次会谈大约45分钟，每周一次，治疗持续时间少于1年。在一些短程心理治疗中，治疗的次数是固定的，并且要在评估阶段之后和正式治疗开始之前与病人沟通好。James Mann的限时心理治疗（Time-Limited Therapy）就特别指定了治疗应为12次（Mann, 1973）。Lester Luborsky 的核心冲突关系主题疗法是本书的理论基础，其治疗限制在16次，而这一次数也是要在正式治疗开始之前向病人说明的。其他的一些短程心理治疗并没有此类具体的次数规定，但是基本也都会告诉病人治疗将会持续数月但不超过一年。

为了达到缓解症状和改变部分性格特点的目的，治疗师需要在评估过程中指出一个，且只有一个，病人适应不良的性格中的关键方面。所以，除了短程这一特点之外，BPP 的另一特点在于，治疗师需要能够鉴别出一个重要、明显、关键且界定明确的治疗焦点，而能否做到这一点也正是治疗能否取得成功的前提。恰恰就是通过这一有限范围内的微小改变，病人才能在整体功能上有所提升（Luborsky, 1984）。这种对于某一治疗焦点持续地关注和投入其实也正是短程动力取向心理治疗与长程动力取向心理治疗的另一个区别。这种病人功能上的提升需要在治疗师警觉、敏锐、坚定、持续的聚焦之下才能得以实现，治疗师需要以共情的态度始终围绕着病人的这个适应不良的人际功能进行工作。在 CCRT 法 BPP 中，治疗的焦点不一定必须是由病人选取的，当然也不是由治疗师武断地决定的。实际上，正如我将要在第二章中所详细叙述的那样，本书将要介绍的形成治疗焦点的方法易学好懂，简单易行，基于实证，且并不需要心理动力学知识作为前提。此处，我要提出一个重要的观点，这一观点后文我还会不断重复：**尽管 CCRT 治疗焦点的寻找和产生无须借助动力学方面的知识或技能就能完成，但是在短程动力取向心理治疗中运用 CCRT 焦点进行工作却必须要借助这些知识和技能才能实现。**

短程动力取向心理治疗的一般特征

尽管有许多流派的 BPP，本书显然无法对它们一一进行描述（Messer 和 Warren 在 1995 年有全面优秀的总结），但是我还是想要对于这些流派的一些共同的特点进行介绍。

简短

所有类型的短程动力取向心理治疗都是以每周一次的方式进行的，且持续不超过一年。例如，Mann 的限时心理治疗和 Luborsky 的 CCRT 治疗模型就分别将疗程限定为 12 次和 16 次。治疗师会在治疗开始之前就跟病人交流这一时间限制。其他流派可能没有这样严格的限定，但是也都会告诉病人治疗会在 1 年之内结束。

聚焦

所有类型的短程动力取向心理治疗都会发展出一个有限的焦点作为治疗工作的中心。治疗师越是能够具体明确地界定这一焦点的范围，BPP 的治疗效果也就越好（Høglend & Heyerdahl, 1994）。这一焦点通常不同于病人在一开始向治疗师所提出的关注点，它是在评估的过程中逐渐发展形成的，而且是要在治疗正式开始之前跟病人沟通的。为了能让治疗取得成功，很重要的一点在于，病人需要同意治疗师的看法，认定这一焦点确实是重要且有意义的，接受它成为以后治疗过程的主题。

目标

短程动力取向心理治疗具有双重目标：缓解症状和一定程度的人格改变。

主动

相比于长程心理治疗，实施短程动力取向心理治疗的治疗师更加主动和积极。这种主动并不意味着给出建议或意见。我在这里所说的主动意味着对于所选定的治疗焦点给予持续不断、坚定不移、小心警惕的共情性关注。治疗师需要主动地以指导性的方式将治疗的主题维持在固定的焦点上，并且要对那些偏离这一主题的情况加以阻止和分析。

短程动力取向心理治疗对于病人的选择标准

　　本书的写作目的在于教授基于 CCRT 理论和技术的 BPP，施用在那些同样也能从长程动力取向心理治疗或精神分析中受益的病人身上，正因为如此，我需要先界定一下那些适用于本疗法的病人群体，即那些相对来说社会功能基本良好的病人。也就是说，这里我们所呈现的对于病人的筛选标准与高强度动力取向心理治疗或精神分析的准入标准（selection criteria）十分相似。

　　那些适合接受动力取向心理治疗的病人具有良好的自我强度（ego strength）。也就是说，治疗师应该找出那些在现实检验方面没有缺陷的病人，那些能够进行思考而不会过于冲动的病人，那些能够容忍挫败而不会被焦虑或烦躁情绪淹没的人，那些拥有具有适应性但不会扭曲现实的防御机制的病人（Luborsky, Diguer, et al., 1993）。

　　BPP 的治疗师也会寻找那些具有心理学头脑（psychological mind）的病人，他们有能力认识到现在与过去之间的联系，认识到现在的行为可能是过去经历所带来的结果。具有心理学头脑的病人还能够认识到夜晚梦境与白天生活之间的联系，知道梦可能就是白天先前经历的一种反应，或者是过去经历的一种折射。

　　BPP 的治疗师需要努力确认病人是否具有悟性（insight），也就是能否将心理学头脑应用于自身。很多人很快就能理解别人的心理如何运作，但是却对自己的行为了解甚少。除此之外，BPP 的治疗师也在寻找那些能够认识到自己的问题的病人，他们能够认识到自己的反应对于某些不良后果的贡献，而不是仅仅把自己看作受害者。也就是说，这些潜在的病人能够认识到他们自己在人际问题中所扮演的积极主动的角色。

　　BPP 的治疗师希望找到那些积极性高，有动力的病人，也就是那些愿意积极地参与到治疗任务中来的病人，愿意自我观察，并且尝试新的关系模式和新的观点的病人，那些愿意牺牲时间，愿意做出努力，放弃安逸的病人。动机的强弱与治疗结果的好坏之间是相关的（DeLaCour, 1986;

Høglend, 1996）。

除了以上这些之外，有两条标准是单独针对短程动力取向心理治疗的，而这两条 BPP 特有的标准也正是它与长程心理治疗的不同之处：首先，治疗师要寻找那些容易建立联结的病人，也就是那些在发展治疗联盟方面相对容易的病人。为了判断病人是否具有这种素质，治疗师需要观察他们回应的方式，看看他们在以往的历史中是否与他人有过相对稳定的关系。所以，那些疑心太重，冷漠高傲，或回避退缩的病人就无法成为本疗法的合适人选。

其次，治疗师也要寻找那些容易从分离中抽身的病人，也就是那些可以在关系结束时不会遇到太大困难的病人。因此，为了寻找合适的 BPP 候选病人，治疗师需要找到那些从以往的历史来看，能够说出再见，在分离（separation）时不会遇到太多麻烦的病人，而不是那些在关系结束时总是变得高度惊恐或因为觉得被抛弃而变得抑郁的病人（Mann & Goldman, 1995）。所以，那些被诊断为边缘性人格（borderline personality）或较强的依赖性人格（dependent personality）的病人很难从 BPP 中获益。

短程动力取向心理治疗的基本技术

如同所有动力取向疗法一样，短程动力取向心理治疗要求治疗师兼具支持性和表达性的治疗技术，而两种技术混合的比例则是要在临床中根据病人的人格结构（characteristic structure）而具体调节的。病人的心理状态越原始，治疗师也就应该越多地采用支持性的技术。病人的心理状态越健康，治疗师也就应该越多地使用表达性的技术。（以下对于表达性和支持性技术的介绍很多都来源于 Luborsky 于 1984 年出版的著作。）

支持性技术

如果治疗师不使用支持性（supportive）技术，任何动力取向的心理治疗都无法成功地实施。支持性技术的目的在于让病人在心理治疗的关系中感觉到足够的安全，从而能够容忍那些在曾经被压抑（repress）、被否认（disavow）的无意识层面的痛苦进入意识层面时伴随而来的焦虑和不安。简单来说，如果病人在治疗关系中从治疗师那里感受不到足够的安全，她就忍受不了强烈的不安，也就从而无法把那些令人痛苦、羞耻或烦躁的内容呈现出来。

　　下面，让我通过一个具体的临床案例来展示一下支持性技术在提供一种安全的心理环境时所具有的重要作用。

　　　　前来求助的是一位36岁的商人，他为自己的成功和独立而感到骄傲。他开始来见我是迫于妻子的催促，而实际上妻子已经威胁要离开他了。这位病人在我们第一次见面时表达的大部分观点都是对于心理治疗的贬低和对于我的嘲弄。与此同时，他却似乎总是在自谦、自责，并且总在为第一次见面时迟到的15分钟而满怀歉意。

　　稍后，我会回到这个案例中，以便说明支持性技术在提供一个安全舒缓的环境方面的作用。

　　支持性技术由以下几个元素组成。

界定治疗"框架"

　　对于治疗边界（boundary）的界定能够为病人带来一种稳定而安全的感觉，从而促进治疗关系的发展（Epstein, 1994）。为了完成治疗框架（therapeutic frame）的界定，治疗师需要详细地说明固定的治疗时长和固定的治疗次数，向病人保证治疗在进行过程中不会受到外界因素的干扰。这些保证具有许多意义，例如，它能让病人放心治疗中不会有人来敲门，治疗师也不会接电话，她所拥有的治疗时间完全是受到保护的。为了建立治疗框架，治疗师也需要明确地了解心理治疗对于边界的尊重，即治疗中只允许有言语交流而不允许有身体接触。这里的潜台词就是，治疗关系是一种信托关系（fiduciary relationship），这种关系向病人确保了治疗师的提问、评论和行为全部都是基于增进病人的自我了解的目的。举例来说，如果治疗师向病人询问其买车的花费，那么这将是因为治疗师想要增进对于病人的判断力和冲动程度的了解，而绝非是因为治疗师自己想要买车和想要找个好店家。

提供共情性评论

共情性评论（empathic comment）能够让病人感受到被理解和被安慰（Book, 1988）。共情反映出了治疗师从病人的视角来感受病人世界的能力。共情绝不能等同于善待病人、同情病人或喜欢病人，而是指治疗师从病人的角度来进行理解和体验的能力。治疗性的共情指的并非是从治疗师的角度去感受病人的体验，而是要从病人的角度去感受病人的经历。

对于那位36岁的商人，我试着想象，他这样一位骄傲而自立的男人被迫来见一位自己并不信任的治疗师时会有怎样的感受。通过这种共情式的视角，我也许会进行如下简洁的评论："我能理解对你来说在这里待着会是怎样一种丢脸的体验。"这样的共情或许会让病人流泪，然后开始说出那种无法"自己解决"问题时的羞耻感。

维护关键防御

通过对于那些重要防御机制的维护，病人可以免于退行或遭受自尊方面的伤害。例如，对于这位男士慌乱不迭的对于迟到的道歉，我会回应说："哦，一定是堵车了，每天这个时候交通情况都糟糕得不行。"

通过这样的评论，我在尝试着加强并支持他出于稳定自己摇摆的自尊所做出的防御，即以投射（projection）和认同（identification）的方式进行防御。* 在治疗中，我期待借此让他变得更加平静和从容，感觉到更加被容纳，感觉到更多的安全。倘若如此，我们就能更好地探索为什么他的自我价值感是这么容易受到微小失败的影响——就像约会迟到几分钟这种小事竟然都能打破他自尊的稳定。

---

*　前者是病人将自己的愤怒投射到治疗师身上认为治疗师对他有愤怒，而治疗师对他的投射未进行干预；后者是治疗师提供了一种包容接纳的态度，从而让病人认同以缓和他苛刻的超我。——译者注

维持适当的自体客体移情

治疗师需要鼓励病人适当地呈现出镜映（mirror）和理想化（idealize）这两种自体客体移情（selfobject transference），借此，治疗师可以帮助病人维持他的自尊和自我凝聚（self-cohesion）。例如，同样是在与这位36岁的商人进行治疗工作的早期阶段，我对他商业方面的成就和他内心情感的状态给予了承认和肯定（validate）。类似的，我允许了他对于一位资深同事所进行的理想化（idealization）和崇敬，以此巩固他那本已破碎的（fragmenting）自体（self）。我的做法能够让他那摇摆的自尊稳定下来，让他感到一些舒适，从而能够探索那些被他否认的脆弱感。*

适当设定限制

为了让病人获得安全感，治疗师的另外一种支持性的做法就是指出那些自毁行为，并对它们尽量理解和主动地阻止。例如，在后面的治疗中，这位男士谈到了一些他被人羞辱的经历，他被同学取笑说他没本事参加那些激烈的运动，这时，他也描述了当下他酒精使用的增加，以及最近他在办公室附近的酒吧里对其他顾客越来越多的异于他平时性格特点的挑衅行为。我评论道："我认为，你最近所表现出来的男子气概和过量饮酒抵消了那些高中时期懦弱时的羞耻感。我想你应该减少饮酒，而且不要讽刺你的同事了。这只会让你有麻烦。还有，那些做法也会阻碍你，让你没法体验和谈论那些高中时期被人嘲笑时的重要的回忆和感受。"

后来，他提到说我让他注意到了那些危险的行为，而且我的这种提醒也让他在治疗中体会到了足够的被保护的感觉，这让他开始能够详细地描述那些羞耻感了，而这种羞耻感其实是他以前一直想要通过自己的傲慢来防御的东西。

---

* 对于本段的理解可以参考科胡特（Kohut）在自体心理学方面的著作，或《弗洛伊德及其后继者》（*Freud and Beyond*）。后文中译者也会进行进一步的说明。——译者注

指出进步成果

当病人成功地朝着治疗的目标迈进的时候，治疗师对其在治疗过程中取得进步的认可同样也能够增加病人的安全感。在短程动力取向心理治疗中，这种做法尤为重要，因为它可以对抗退行。在第6次会谈中，这位商人开始描述自己由于在工作中丢掉了一份重要的订单所感受到的悲伤和失望。然后，他补充说："不过，至少这次，我没开始酗酒。"我指出并且肯定了他的这一重大进步，说道："你知道，你顺便提到了你没有又通过饮酒来改善心情，这不正是你最初来接受治疗时提到的期待之一吗？你当时说不想再通过用酒精麻醉自己的方式逃避那些失望的感受，而你刚刚就告诉我你真的已经做到了。我觉得这可真是了不得的事。"听了我这话，他微微一笑，把腰杆挺直了一些，说起话来变得更加自信了。

他想要改善用酒精麻痹自己情感冲动的行为，我对于他在这方面的进步给予了评论，从而在一定程度上阻止了他的退行，让他的那种悲伤而懒散的状态得到了缓解。通过让他注意到自己的成就，我也行使了镜映的自体客体功能，进一步巩固了他的自尊，而在此之前他的自尊已经在恶劣的情绪影响下受到了打击。

重回此时此地

通过聚焦于此时此地的问题，病人也会获得更多的安全感。这样的安全感能够让他更有能力关注和掌控当下所面临的问题。例如，因为我们分析了他贬低他人的行为与他当前由于丢掉订单所产生的失望情绪之间的关系，探讨了他通过傲慢和挑衅来掩盖这种失落的做法，所以在每次治疗的刚一开始的时候他就感到更加舒适了。这种此时此地的视角让他觉得自己有能力在当下主动地做些什么，理解些什么。在治疗的早期阶段，每次我试着将他当下的贬低行为与他童年时霸道挑剔的父亲带来的羞耻和无助体验联系起来的时候，他都会感受到难以忍受的痛苦和难堪。

表现出真实的兴趣和尊重

治疗师越能够在病人身上找到自己喜欢的东西，就越会对病人感兴趣，越尊重病人，病人也就会因此而感受到更多的支持。例如，就拿这位病人来说，最开始我会因为他不断的贬低性评论而感到烦躁和沮丧。后来，我开始理解了他的这些做法的意义在于安慰自己的痛苦，调整自己那隐藏的自卑感，直到此时，我才能够真正地同情他。而当我开始同情他人生中长期以来与这些痛苦和羞耻的抗争的时候，我自己的烦躁和防御也开始慢慢减退了，我变得越发能够真正有兴趣帮助他对抗这些困难了。随着我对他的态度逐渐转变，我注意到他也变得越来越敞开心扉，越来越能告诉我那些他早年在与父亲的关系中的苦难了。

所有这些支持性的技术，其目的都不仅在于帮助病人获得安全感，还在于对抗退行的发生。总体来说，病人在心理层面越健康（展现出越高的自我强度），治疗师对于支持性技术的依赖也就越少。而病人呈现的自我缺陷（ego defect）越多，治疗师在治疗过程中也就越应该注重支持性技术。

表达性技术

表达性（expressive）技术*的目的在于，促使那些先前被压抑（repress）的痛苦得以在一个安全的支持性关系中浮现和表达，从而让这些内容能够被安全地观察、理解和解决。病人必须首先在支持性技术的帮助下感受到足够的安全，然后治疗师才能使用那些表达性的技术。为了能让一些内容浮现在意识层面，治疗师需要使用一些表达性的技术。对此，下面我会用一个临床案例进行具体解释。

一位56岁的女性已经向丈夫请求分居长达18个月之久，终于，丈夫在她的一再要求之下勉强同意。就在丈夫同意分居的第二天，这位

---

* 表达性技术可以被叫作探索性技术和释义性技术，即explorative technique和interpretative technique。——译者注

病人在心理治疗的过程中表现出了疲惫和困惑。

共情性评论

共情性评论不仅可以让病人感觉到被理解和被安慰，而且还能让他们的叙事流（narrative flow）得到提升和深化（Havens, 1978）。因此，共情性评论既是一种支持性技术，也是一种表达性技术。面对这位56岁的女性，我评论说："你看起来好像有些不知如何是好。"她慢慢地回答说："我不知道为什么，但是所有的事物看起来都不一样了。我感觉自己迷失了方向。"我的共情性评论捕捉到了她的凌乱，鼓励她详细地描述她的那种对于周围世界的陌生感和脱离感。

澄清

澄清性评论是指，治疗师为了让病人的那些带有防御的含混不清的表达变得清晰所做出的回应。尽管上文提到的病人不断使用"焦虑"和"紧张"来描述自己，但是她看起来却是低迷而悲伤的样子。因为不确定她的情感体验，我进行了澄清（clarification）："你谈到了你的焦虑，但是我感觉好像你在诉说自己的焦虑和紧张时其实表达的感受却是低落、忧郁、悲伤或沉闷。你谈到焦虑的时候，好像意思并不是那种受伤、不安、紧张或烦躁。我的理解对吗？"在此，我在尝试着让她的那些模糊的情感表达变得清晰，并且得到我们的关注。

面质

在动力取向治疗的框架下，面质（confrontation）指的是一种技术。它指的绝不是治疗师的攻击性、愤怒或施压。通过这种技术，治疗师将病人的注意力引向一些病人没有觉察到的内心活动或外部事实。出于性格方面的特点和个性化的防御风格，这位女病人完全觉察不到在她丈夫同意分居请求与她突然的困惑情感之间存在的联系。为了把她的注意力引向这种联系，我进行了如下面质："因为他同意了离婚，你变得抑郁了。"

释义

释义性评论构成了心理治疗工作中真正的最起治疗效果的部分，因为治疗师做出的评论可以将如下两个部分联系起来——一方面是源于病人过去对于周围重要人物的态度和行为，另一方面则是她现在对于别人（包括治疗师）的态度和行为。* 释义性评论有助于修通和解决那些早先被压抑的体验。在跟这位 56 岁病人的本次会谈的晚些时候，我做出了如下释义（interpretation）："即使正是你敦促你丈夫分居的，可与此同时你也对于这一转变感到极为恐惧和失望。这一情况呼应着你在 4 岁时的那段经历，当时你妈生病，你被送到加拿大跟姑姑一起生活。"

一个释义本身无法达到治愈的效果。只有反复地探讨这位女性当下在生活中与重要人物在分离或即将分离时的焦虑和沮丧——包括每次治疗会谈结束时与我的分离，并且把这些体验与她童年跟母亲分离时的抑郁反应联系起来，只有这样反反复复的联系和讨论才能让她得以修通和解决，或缓解那些她当下面对分离时的痛苦。

时间限制

CCRT 式短程动力取向心理治疗的重要特点之一就是 16 次会谈的次数限制。治疗师会在正式治疗开始之前的评估给予阶段——也叫作社会化访谈（socialization interview）—— 告知病人 16 次会谈的工作限制。这一时间限制是 BPP 的本质特征之一。它的作用在于促进病人的动机，激发出一种适当的乐观态度，减少退行，对抗那种对于心理治疗的神奇幻想，并在一定程度上对冲依赖感（Flegenheimer & Pollack, 1989; Mann, 1973; Mann & Goldman, 1995）。因为短程动力取向心理治疗的时间限制，那些能够快速投入而且能够较为容易进行分离的病人会从中获益最大（Binder, Henry, & Strupp, 1987）。

---

* 上文描述的正是心理动力学理论中至关重要的"领悟三角（The Triangle of Insight）"，即病人独特的客体关系模式在她所有重要的亲密关系中重现，包括儿时跟养育者的关系，现今跟朋友、同事和爱人的关系，治疗中跟治疗师的关系这三个重要层面。——译者注

反　移　情

如同在长程动力取向心理治疗中的临床工作一样，治疗师在跟病人进行 BPP 的过程中也会面临着对于病人的反移情反应。反移情（countertransference）这一术语指的是那些干扰治疗师对于病人临床需要的理解和反应的，对于病人的无意识的态度和感受。通常，反移情可被分为两类：经典反移情（classical countertransference），整体反移情（totalistic countertransference），当然这两类之间也可以混合（Book, 1987; Gabbard & Wilkinson, 1994; Kemberg, 1975）。然而，BPP 的治疗师还容易受到第三种由 BPP 本身的时限设置所引发的特殊类型的反移情的影响（Hoyt, 1985b; Messer & Warren, 1995）。还有另一种反移情，是我们这些通过写作来阐释治疗过程的治疗师所独有的，我姑且管它叫"出版"反移情（"in-press" countertransference）。除非这些反移情得到识别、容纳和理解，否则这些反应就可能会影响治疗师，导致治疗师以非治疗性的方式对待病人。在以下几个小节中，我会对以上四种反应进行总体描述。

经典反移情

经典反移情指的是那些治疗师在童年时具有的指向重要养育者的态度、感受和行为，它们曾经处于休眠的状态，但是在治疗中被重新唤醒和感受到，而指向的对象则不再是过去经历中的某个人，也不是周围的某个人，而是指向了当前治疗工作中的病人（Greenson, 1967）。

举例来说，一次，我发现自己在跟一位病人的工作中持续地迟到，他是一位 25 岁的强迫症患者。他对于我迟到的紧张和气恼十分明显，可是在很长一段时间里我唯一的工作重点却是尝试帮助他理解为什么仅仅等了 5 分钟就会让他感到如此不安。然而，过了一段时间，我慢慢地意识到，他是我所有病人里我唯一会迟到的。进而，我联想到我童年时照顾我的那位严格的保姆，她坚持让我放学后在下午 4:15—4:30 之间准时到家。我记得为了反抗她的控制，我宁愿放学后闲逛一会儿故意晚回家。我还回忆起每次她对我迟到的那种责备，可这种责备却被她气恼后我所感受到的喜悦所抵消。只有当我意识到了这位强迫症患者唤醒了我对于保姆的控制的旧有感受之后，我才有可能有效地继续这段治疗工作。在这种自我觉知的帮助下，我容纳并控制住了我对于他强迫特征的气恼，我不再感到要通过迟到进行报复的压力了，于是我能够重新聚焦在治疗上，帮助他理解那些长期被他的强迫所防御着的潜藏的无助和依赖。

反移情是潜意识的。最开始，我没意识到自己迟到的意义，而是觉得病人的气恼是他的问题，因为我没有认清自己正在无意识地像对待我过去的保姆那样对待他。只有通过这种"内省式好奇（introspective curiosity）"的过程（Book, 1987），我才能理解和容纳自己的反移情反应。

整体反移情

整体反移情也是由治疗师对于病人无意识的态度和感受所组成的。像经典反移情一样，如果未被识别，这些无意识的感受也会干扰治疗师的工作效能。经典反移情与整体反移情之间的区别在于，经典反移情指的是治疗师从他自己的过去中带到治疗关系中的内容，而整体反移情则指的是治疗师身上本来不具有的，但是却被病人放入或投射进来的内容。也就是说，病人与治疗师互动的方式可能会引起治疗师特定的感受，而这些感受如果得不到识别和容纳就会干扰治疗工作。经常，为了摆脱自身紧张的情绪，病人会通过一些指向治疗师的行为，把他们的那些有问题的感受、态度和关注点"倾倒"给治疗师（Gabbard & Wilkinson, 1994）。对于以下两类病人，这种情况尤为常见和明显：一类是那些自我功能明显受损的病人，另一类是那些依赖投射或投射性认同（projective identification）这种低级防御机制的病人。在此时此地与治疗师的关系中，这些人格有障碍的病人无意识地尝试着重现那些他们与养育者之间的有问题的关系模式。于是，治疗师也许会开始感受到那些病人在早年冲突关系中体验到的感受，或者，与之相对，治疗师也可能会像病人体验过的养育者对待他们的方式一样做出反应，像那些病人早年痛苦关系中的养育者一样表现（Book, 出版中；Goldstein, 1991）。*

如果治疗师能够意识到反移情的存在，并且能够把经典反移情从整体反移情中剥离开来，那么他们就有机会借助这些整体反移情所提供的宝贵信息，了解病人在早年的冲突关系中对其养育者究竟有着怎样的感受，了解那些养育者又是以怎样的方式来对待病人的。

对于 BPP 模式的反移情

进行 BPP 的治疗师，尤其是那些刚开始学习这种技术的治疗师，常常会体验到一种相似的反移情，而这种反移情与治疗师的人格、病人的性格、病人所呈现的 CCRT 无关。Messer 和 Warren（1995）在对这类常见的反移情进行总结时曾经指出，这类反移情通常围绕着愧疚感、自尊问题、分离焦虑、认同感。

在长程治疗方面有经验的治疗师也许会在潜意识中相信 BPP 欺骗了病人，因为病人如果能接受更多次的治疗就会变得更好。这类态度会激发治疗师心中的愧疚感，从而轻视 BPP，认为这并非是一种有效的疗法，或者让治疗师忘记监控剩余的治疗会谈次数，最后把短程治疗做成了长程治疗。BPP 也会引发治疗师对于自尊和自我价值感的焦虑，让其感到挑战过大，觉得无法胜任依靠短暂评估就发展出一个核心聚焦的个案概念化（case formulation）的任务。类似的焦虑也包括治疗师认为自己必须在短时间内"治愈"病人。这种时间限制也会让治疗师为抛弃病人而感到愧疚（治疗师自己的体验），为失去这段关系而伤感，或在一段困难的治疗结束后感到解脱却又进而内疚。

除非得到识别和容纳，否则这些反移情就会给治疗师带来压力，让他们在寻找治疗焦点时过度小心谨慎，回避对于次数限制的强调，忽略那些跟自己的概念化相冲突的内容，合理化延长治疗时间的需求，因为愧疚或害怕平缓的治疗过程受到危害而克制自己不去表达某些负面情感，

---

* 前者叫作一致性反移情，即concordant countertransference；而后者叫作互补性反移情，即complementary countertransference。——译者注

因为自身在分离方面的困难而对治疗的结束避而不谈，或回避实践 BPP 的机会。

对于在长程治疗领域经验丰富而在短程治疗方面处于初学阶段的治疗师，一些长期持有的特定信念将会面临挑战。这些坚定的信念包括：治疗次数总是越多越好；移情的发展总是很缓慢；阻抗（resistance）总是意味着治疗时间的延长；人格重构需要很长时间（Messer &Warren, 1995）。这些信念都与 BPP 无关。因为，对于 BPP 来说，工作仅仅聚焦于一点；时间限制可以提高动力；我们只选择那些卷入和分离都比较容易的病人；且我们只评论和分析那些与焦点相关的移情。这些信念通常会干扰对于 BPP 的学习（Messer &Warren, 1995）。为了预防这些对于 BPP 模式的反移情，督导最好能跟受训者事先就进行讨论。督导要鼓励受训者对这些问题进行积极的讨论，提供教育的机会帮助受训者提高发展 CCRT 焦点的能力，并且允许受训者递交每次会谈的详细对话记录（Book, 出版中）。

"出版"反移情

因为我知道我会把 Benton 小姐的材料用于本书的举例，我一直都在跟一种特殊的反移情动力相抗争：我希望 Benton 小姐的治疗成功，为的是让我能够在本书中呈现出一个天衣无缝的案例。然而，我也会恐惧，怕 Benton 小姐说出一些让 CCRT 疗法显得效果欠佳的话。于是，我就一直都在躲避，不去探索那些可能会让我和这本书以及 CCRT 疗法显得混乱或无效的领域。一方面我希望写出一本成功的教材，另一方面是我希望为 Benton 小姐提供有效的治疗，两种希望时常相互冲突。这一冲突是我一直都在容纳和监控的。

通过对于自我反应的监控，治疗师将能够控制和理解那些经典和整体的反移情，以及那些由 BPP 模式自身所激发的反移情。从而，治疗师将能够避免那些潜在的反治愈性的（countertherapeutic）冲动，并且从中获益。

核心冲突关系主题疗法的焦点

对于**所有**类型的短程动力取向心理疗法来说，其标志性特征都在于，要鉴别出一个极为重要的特定领域——我们将其定义为治疗焦点，进而，通过在这一焦点上短小而关键的工作，引发一些社会功能（function）上的显著变化（Bauer & Kobos, 1993; Høglend & Heyerdahl, 1994; Messer & Warren, 1995）。在过去的20多年中，Lester Luborsky 及其同事（1977, 1984, 1997）通过详细的阐述和研究让上文提到的治疗焦点得到了学术界的认可，并将其命名为**核心冲突关系主题**，而这一特殊的焦点正是本书将要着重介绍的内容。

为了让 CCRT 短程心理治疗取得成功，达到它缓解症状和进行有限却显著性格改变的双重目标，最为关键的是：治疗师要在评估阶段鉴别出CCRT，并且在社会化访谈中跟病人就此进行交流，得到病人的同意，将其作为治疗的重点进行审视。这一 CCRT 焦点代表着病人性格问题的核心枢纽。病人必须认可这一焦点是自己身上核心的、反复出现的人际问题，认为这一焦点正是她接受治疗的原因所在。从而，CCRT 成了这16次治疗会谈中的工作焦点。在第二章里，我将详细描述治疗师在评估阶段对 CCRT 焦点进行鉴别和界定的方法。

发展 CCRT 焦点的任务本身并不需要任何心理动力学方面的知识。然而，在治疗中对于这一焦点的修通（work through）则需要许多关于动力学技术的知识和经验。这一焦点的产生在很大程度上是一项简单的推断性任务。我和我的同事们已经向许多精神科医生、心理学家、社工、护士、家庭治疗师教授过完成这一任务的方法。

为什么我们要用**核心冲突关系主题**这一术语来描述这种治疗焦点呢？这一焦点被叫作核心，因为它坐落于病人显著的、反复的关系困难的中心地带。它代表着病人的症状和人际问题的核心。它的核心地位体现在，在此领域，即使是小而有限的改变也能带来病人功能方面的显著提升。

冲突关系强调的是，病人在关系中的希望与她实际得到的体验之间的冲突。在某些情况下，**冲突**这一术语也反映了病人在意识层面对于人际关系的希望，与其在潜意识层面在与人互动的过程中寻求的体验之间的冲突。例如，一位病人也许希望在关系中被作为成人来对待，然而她却无意识地传递出许多信号，暗示着她希望被照顾，希望依赖别人。

主题一词强调的是，这一核心冲突关系方面的困难是一种反复出现的模式，无论是在现在与家人、朋友、同事、下属、竞争对手、敌人或陌生人的关系中，还是在过去与同学、导师、老师、兄弟姐妹或父母的关系中。每个人都有其独特、冗余且持续一致的 CCRT 模式。

在下一章，我将一步一步地，以通俗易懂的方式，阐述这种已经获得研究数据支持的方法（Luborsky, 1984; Luborsky & Crits-Christoph, 1997），让读者能够学会 CCRT 的鉴别和界定。

总　　结

短程动力取向心理治疗的目标在于：在有限次数的治疗中，缓解或解除症状，并实现有限却重要的性格改变。BPP 与紧急心理治疗和危机心理治疗这两种短程疗法的区别在于，它意在提供一种有限却重要的性格变化。BPP 与长程动力取向心理治疗的区别在于，它的治疗次数有限，且能改变的性格特征有限，而长程动力取向疗法则通常持续数年，且造成的性格改变更加广泛和深入。

如同所有类型的动力学疗法一样，也包括长程心理治疗和精神分析，BPP 的实施需要治疗师将支持性技术和表达性技术相结合。支持性活动的作用在于，让病人在治疗中感觉到足够安全，从而能够忍受那些与潜在痛苦和被压抑的记忆有关的焦虑。表达性活动，如共情性评论、澄清、面质和释义，能够在病人感到安全之后鼓励她意识到并且表达出那些先前被否定的内容。

能够在 BPP 中表现良好的病人具有如下特征：展示出一定的自我强度；在卷入和分离方面困难较小；具有心理学头脑；有动力在 16 次的治疗中处理他们的困难（Crits-Christoph & Connolly, 1993）。

短程动力取向心理治疗的特征是：有限的治疗次数，以及治疗师选取一个特定的焦点作为治疗的任务。本书涉及的治疗焦点是 CCRT 焦点。这一焦点指的是一个持久且反复的冲突关系模式，病人无论在何时何地面对何人时它都会展现出来。

第一部分

发展核心冲突关系主题

第二章

确定 CCRT 焦点

核心冲突关系主题（CCRT）并不是由治疗师武断地选择出来的，也可以不是病人进入治疗时自己认为最重要的。它既不源自**自我**、**本我**、**超我**这些经典概念，也不来自客体表征（object representation）、客体恒常性（object constancy）、分离个体化（separation-individuation）这些概念，或投射、分裂（splitting）、贬低（devaluation）、理想化（idealization）这类防御机制。它更不源于自体心理学（self psychology）中自体客体移情、共情性确认（empathic validation）、蜕变性内化（transmuting internalization）这些概念。以上这些概念分别属于不同的精神分析流派。尽管来自不同流派的治疗师都能用他们独有的方法在治疗中修通 CCRT，但是 CCRT 的形成和产生并不涉及对于上述这些概念本身的运用。也就是说，CCRT 的产生是一个不涉及理论的，易于操作的过程。它不需要心理动力学的知识作为基础。

CCRT 是什么样子的

核心冲突关系主题是一句话，它由三部分组成：一个希望（Wish，W），一个来自他人的反应（Response from the Other，RO），以及一个自我做出的反应（Response from the Self，RS）（Luborsky, 1998）。治疗师经常用以下话语来向病人介绍 CCRT：“在我看来，在你期待的关系中……”

举例来说，Black 先生是我最近接待的病人，他是一位 41 岁的会计，前来接受治疗是因为他在跟新老板的工作交往中遇到困难，觉得不快和沮丧。在跟他见过两次并听了他的担忧之后，我得出了他的 CCRT，进而用下述方式呈现给他："在我看来，在你期待拥有的关系中，你能够坚定地表达自己的声音，尤其是在你觉得委屈或被忽视的时候。但是，因为种种原因，你害怕如果你这样做了，别人就会报复你。所以，为了保护自己，你把话咽回心里，沉默不语。与此同时，你付出的代价就是觉得沮丧，心中满是憎恨，还生自己的气。我想，这就是为什么你在上班时感到厌烦和气恼的原因。"

通过对于上述评估进行简要分析，我们不难揭示出其中的三个组成部分：Black 先生的希望（W）是，在被错怪或忽视时坚定大声地表达自己的声音；然而，如果他这么做了，就会从别人那里感受到报复性的回应（RO）；于是他闭口不言，保持沉默，最后觉得心中充满憎恨，还瞧不起自己（RS）。请注意，上述概念化完全是描述性的：它不依赖任何经典精神分析、客体关系、自体心理学中的理论和概念。

CCRT 是如何产生的：关系片段

病人的 CCRT 产生自病人的**关系片段**（relationship episode，RE）。一个关系片段指的是病人告诉治疗师的关于她跟别人互动的一个例子或故事。那么治疗师怎么才能让病人谈到这些关系片段呢？通常不需要做什么，因为病人往往会情不自禁地主动谈到关系片段。所以，治疗师的任务并不是让病人谈论跟别人之间的互动，而是学会如何倾听、捕捉、记录和重新组织这些信息。通过对于 RE 的密切关注，治疗师就能得出 CCRT，而这一 CCRT 就会成为治疗的焦点。

处理关系片段最好的方式就是把它写下来，几乎是逐字逐句地写下来。在进行任何标准形式的心理评测时，无论其长短，我都会在头一到三次跟病人见面的时候，也就是在正式治疗开始前的评估阶段中，进行一套完整的精神科病史访谈，以及一套精神状态检查（mental status examination，MSE）*。我的兴趣在于：是什么困难把这位病人带到了我面前。例如，当我问是什么让她想来见我的时候，病人说"我抑郁了"。我就会问她这是一种怎样的感觉。然后我还会问她"什么时候开始的？"以及"那时发生了什么事？"。

无论病人来见我是出于什么原因，我总是会尽力去了解她进行内省的能力，也就是她能够将自己既看成受害者也看成主动行动者（agent）的能力，从而评估她的心理学头脑（psychological mindedness），评估她应对问题时使用的防御机制中有多少是适应性的高级防御，又有多少是扭曲性的低级防御。我感兴趣的还有病人对于情感的忍受力、鉴别情绪情感的能力，以及控制冲动的能力。**

在我收集发展史（developmental history）信息的时候，我会对病人的往事很感兴趣，关注那些往事是如何影响和塑造病人当前的行为和人际关系的，尤其关注那些与分离个体化任务有关的心理任务的情况。我还会尽力去理解病人对其父母的知觉，以及对其与父母之间关系的知觉，看她怎样看待这些因素对其当前对他人的态度和行为的影响。我想要知道这些过去的关系可能会如何影响病人对我的态度，无论是在意识层面还是在潜意识层面。

这些都是我会在精神科评估的过程中进行的标准程序。然而，如果我认为这位病人能从短程心理治疗中大有获益，那么我就会倾听和询问那些 RE，并把它们记录下来。当一位病人开始跟我描述或讲述一段她跟别人之间的互动的时候，我通常会说，"你知道吗，这很有意思。我想确定我逐字逐句都记住了。所以我要花些时间来确保我准确地记下了你说的话。"然后我就会一字不落地记录下这段病人正在谈论的互动经历。

---

* 关于精神状态检查的详细内容和实施过程，推荐参阅译者所翻译并已出版的《心理治疗中的首次访谈》。——译者注

** 有心理学头脑的病人可以把自己在人际关系中的痛苦归因于自己与他人互动的结果，把自己同时视为主动行动者和受害者。然而，病人也应该知道自己在童年与父母的关系中扮演的只是受害者的角色，而并非主动行动者，在指责怨恨父母之后逐渐能够理解当时的父母其实也是他们的童年经历和他们现下生活境遇的受害者。——译者注

对于许多在长程心理治疗或精神分析领域经验丰富的治疗师来说，这会显得有点无聊和琐碎。它与我们进行工作的通常原则相悖，因为我们在此所做的只不过是将病人所描述的内容进行浓缩、总结和提炼。在倾听这位41岁的 Black 先生与新上司之间的互动时的困境和沮丧的时候，治疗师也许会有冲动提炼并写下这样的笔记："他在坚定地表达自己方面有困难，而且还会抑制自己的攻击冲动。他将这种攻击性投射到别人身上，从而长期处在恐惧之中，担心别人会因为他的那些被禁止的敌意而报复他。"尽管这段话语可能是一种精准的动力取向个案概念化，但是它却与 CCRT 的宗旨相悖，或至少对于 CCRT 来说没有用处。CCRT 的产生仅仅靠的是把那些病人描述的内容逐字逐句地记录下来。下面，让我来通过一个病人的具体情况来阐述如何才能在评估访谈中精准地定义出 CCRT 的三个组成部分。

CCRT 的三个组成部分

如上所述，CCRT 只不过是一个包括三个组成部分的陈述：一个关于病人在关系中希望的陈述；一个实际的或预期的他人对于希望的反应；以及一个随后的自我反应。所有这三个部分都蕴含在每段 RE 之中。治疗师需要的仅仅是研究每一个关系片段，找出一至三个组成部分。正如我要说的那样，如果有一两个部分没找到，那么治疗师就应该问一些探索性的问题，以鼓励病人揭示出这些丢失的部分。

下面让我来用例子进行具体地说明。在评估会谈中，这位41岁的会计，Black 先生，告诉我下述内容：

> 我已经有好几周都觉得情绪低落了。我不知道为什么。我不想去上班。周日早上的情况经常会更糟。我几乎觉得……嗯，说恐惧可能太过了……但是这大概就是我的感受。今天早上我睁眼醒来就觉得烦躁，也不知道是什么原因。也许是因为我做了个噩梦。

这并非一个关系片段。这位病人所描述的不是一次跟别人之间的互动。也许你会对它感兴趣，因为它描绘了病人的抑郁心情，暗示着这种心情跟工作中特定事件的联系，但这却不是一个关系片段。因为我特别希望捕捉到关系片段，所以我继续倾听，而 Black 先生也继续说道：

> 我不知道为什么我醒来就会烦躁。但事实如此。更糟糕的是，在
> 我开车上班的路上，有个白痴开着保时捷突然插到了我前方。

我的耳朵一下竖起来了，因为 Black 先生说道"有个白痴开着保时捷突然插到了我前方"。他开始叙说 RE 了。也就是说，他开始谈论一段跟他人——保时捷的司机——之间的互动了。

现在，既然每个 RE 都潜在地包含着 CCRT 三个组成部分的信息——希望、他人反应和自我反应，我就继续认真地听下去了。

> 病人（patient，后文简称 P）：所以这个保时捷里的白痴抢了我的
> 路。这可真惹着我了。这些混蛋和他们的高档车简直太不像话了。后
> 来我们就并排停在红灯前，我真想摇下车窗告诉他他有多白痴。但是
> 我没有。
>
> 治疗师（therapist，后文简称 T）：为什么没有？
>
> P：我不知道。
>
> T：对此你有什么想法吗？
>
> P：他开的是黑色保时捷，车窗也是深黑色的。
>
> T：那么什么人会开那样的车？
>
> P：他的牌照是新泽西的。很多毒贩都是从新泽西过来的。谁知道
> 呢，也许他还有枪。反正，后来变灯了，他的车咆哮而去，就这样。
>
> T：那么，他开走时你的感觉怎样？
>
> P：我不确定。心情有点低落吧。是跟自己生气，我猜。我那天后
> 来都垂头丧气的。这件事加重了我以前谈到过的那种烦闷。我不知道
> 为什么烦闷会持续这么久，但是我已经非常想要摆脱它了。

这是一个 RE。通过一个故事，一段叙述，一个例子，Black 先生把他跟别人的互动说出来了——有个人开车插到他前面了。他描述了这个 RE 的开始："所以这个保时捷里的白痴抢了我的路"，而后又描述了这个 RE 的结束："他的车咆哮而去……我那天后来都垂头丧气的……"Black 先生进而谈到了自己的其他感受，不过那已经超出了本关系片段的范畴。就靠着这个关系片段所提供的信息，基于这次人际互动，我们得出了 CCRT 的三个组成部分。

首先，我需要寻找病人的希望。他在这次互动中想要做什么？他希望事情朝什么方向发展？他的目标和期待是什么？在这个 RE 之中，病人的希望是清晰的，他准确地告诉了我们他想做的事。有时候，这种希望是隐蔽的和潜在的，治疗师必须在字里行间找到线索把它提炼出来。外显的希望跟经历的联系更紧密，跟信息的关系更清晰，也就不太需要我们做出假设。因此，它们在临床工作中的意义也就更大。在本例中，Black 先生清晰地告诉我们，他"真想摇下车窗告诉他他有多白痴"。

我们只需稍加提炼，就能看到 Black 先生的希望是发泄他心中的愤怒，让那位司机知道他的想法，更宽泛一点的话，就是想在得到不好对待的时候能够为自己说话。通过仔细的阅读和思考，治疗师也可能会得出另一种稍有不同的假设，即：Black 先生希望得到别人的尊重而不是压迫。我把所有这些概念化都写在了"希望"这个标题下面。

接下来，我要来提炼一下他人反应这一部分。Black 先生是怎样看待和体验别人在这个互动中对他的希望的反应的呢？也就是说，在 Black 先生看来，如果他真的按自己希望的那样发出了自己的声音，那位司机将会怎样回应呢？

在此，记住以下这点会对你有所帮助，那就是对于 RO 的表述中通常都会明确或隐晦地涉及一种恐惧。在本例中，Black 先生没有自发地说出自己没能站出来说话的原因。治疗师必须进行探索，去了解 Black 先生脑海中对于那位司机可能的反应的想法。在回应这些探索性问题的时候，Black 先生隐约地谈到了他的恐惧和幻想，即担心那位司机会开枪打死他。这种担心暗含在了他的陈述中，因为他说："很多毒贩都是从新泽西过来的。谁知道呢，也许他还有枪。"因此，这里的 RO 就是一种可能会发生的，预想中的指向自身的暴力行为。

我必须强调，RO 总是来自病人的观点。RO 中包含了病人对于他人的经验。在本例中，下述来自目击者的客观观察其实是无关紧要的："不过，那辆车其实不是保时捷，而是马自达。而且它也不是黑色的，而是深蓝色的。车窗也不是深黑的。还有，如果你朝里看的话，会发现里面开车的是一位风烛残年的老奶奶。"外部客观性是与 RE 无关的，只有病人对他人的体验和对他人可能的反应的感觉才是有关的。因此，他人反应始终都是要从病人的角度出发去理解的。RO 这一概念脱胎于自体心理学中的**近体验视角**（experience-near perspective）* 这一概念。

在构建 Black 先生的 RS——自我反应——的时候，我们需要把它分为两部分来看待：**行为**反应和**情感**反应。也就是说，他做了什么，又有什么感受。Black 的描述是："有点低落吧。是跟自己生气……那天后来都垂头丧气的。"这意味着他的行为是：什么都没做，被动消极，保持沉默。而情感则涉及垂头丧气、对自己失望以及自责。

那么，从这个 RE 来看，我们可以将三个组成部分归纳如下：

- 希望：在受到不良对待时站出来坚定地表达自己。
- 他人反应：用暴力向他报复。
- 自我反应：保持沉默，被动消极，但却感到低落和羞耻。

通过对一个 RE 进行解读，我们构建出了其 CCRT 的三个部分，于是我们可以这样说："在我看来，你希望在自己受到不良对待时站出来坚定地表达自己（W），但是你害怕如果那样做了别人将会用暴力向你报复（RO），因此你最后闭口不言保持沉默（行为 RS），但却感到挫败、失落和受到了轻视（情感 RS）。"请注意，括号内的内容是不会对病人说的，它们的意义仅在于指明这三个组成部分。

---

* 近体验是指，个体正在认知的内容与其自身的主观的体验、感受、直觉贴近。——译者注

然而，我必须指出，CCRT **永远都不是**仅从一个 RE 中得出的。为了得出一个有效而可靠的 CCRT，我们有必要搜集 5 ～ 7 个 RE，然后尽可能从每个 RE 中都得出其中的 W、RO 和 RS。完成这些之后，治疗师应该自己把所有 W 都读一遍，尽量找到一个概括性的 W 代表全部 W 的主体含义，而这个概括的 W 就是 CCRT 的 W。同理，治疗师也能得出概括的 RO 和 RS，即捕捉到那些他人反应和自我反应的实质。

如果我在为病人能否进入短程心理治疗进行评估，那么除了那些我对任何病人都会做的历史采集和精神状态检查之外，我还要同时倾听她的关系片段。只要听到 RE，我就会打断病人，让她知道我认为她现在所说的内容很重要，从而尽可能详细地把这些描述逐字逐句地记录下来。

举例来说，对于上述这位我们讨论过的病人，我就会在表格左侧的空白处写下"关系片段 1"，然后将其三个组成部分依次填写在右面的三栏里。对此，请参照示例 2.1。

示例 2.1　RE 组成部分列表样本

W	RO	RS

警告

在得出 CCRT 的过程中，治疗师应该谨记如下四点警告：第一，尽管在收集 RE 的过程中，我们通常也会得出一些对于这位病人的心理动力学个案概念化，但是 CCRT 本身的产生是不需要依赖于这类理论概念的。例如，正如 Black 先生的案例所呈现的那样，我们或许可以注意到一些性器期（phallic concern）的主题：那辆肌肉感十足的保时捷、关于枪械的幻想，以及那种阉割（emasculation）后懦弱的感觉。这些当然都是尝试理解病人潜意识情节的一种概念化方式，但是它们却跟 CCRT 的产生完全没有关系。CCRT 只源于记录下来的病人的真实话语，是一个关于她跟他人互动的故事或叙述。从这个陈述中，治疗师抽取出外显或隐含的希望，对他人实际反应的体验或对于想象中他人反应的恐惧，以及病人随后的行为和情感上的反应。仅此而已。

第二，治疗师必须确认这个 RE 是一种对于病人跟他人之间互动的叙述（真实的或想象中的皆可）。例如，下述内容虽然看似是一个 RE，但其实不然。

> 我在工作上认识一位女性，我真的很喜欢她。她美丽动人，引人注目。而且还很有脑子。我注意听过她在管理培训课上的一些发言，她真的很聪明。我不确定她是不是已经名花有主了。最开始我看到她手上戴着戒指，可后来发现戒指并不是戴在左手的中指或无名指上，而是食指上。

上述描述并未涉及一次跟他人之间的互动。它仅仅是一些对于这位女性的描述，因此也就并未涉及 RE。在下章中，我将会阐述该如何鼓励病人从这类对于他人的描述中转到对于自己跟他人互动的叙述上。

第三，治疗师必须记住，并且确保，RO 永远都来自病人自己的视角。如果病人描述说别人用贬损的态度对待她，那么别人是不是真正贬损她并不重要。重要的仅仅是病人自己的体验，只要她觉得自己被贬损了就够了。

第四，治疗师必须记住，CCRT 永远都不来自单一的某个 RE。为了得到有意义的 CCRT，治疗师应该写下大约5～7个关系片段，并从中抽取出尽可能多的 W、RO 和 RS。

最后，我要说一下一种非常罕见的情况：有时，病人难以自发地描述一个关系片段。为了"迫使"她陈述一段包含全部三个组成部分的 RE，我经常会直接说一些类似这样的话："为了让我们能更好地理解你的困难，我希望你能告诉我一两段最近发生的不让你满意的你跟别人之间的互动。"通过这样的表达，我们可以敦促病人讲出一些故事，而在这些故事中，她的希望和她预期的他人反应之间存在着张力和冲突。进而，我会再向她询问一些她儿时跟他人的类似互动。在这5 ~ 7个关系片段中，我们往往都能容易地辨识出一些相互关联的 W、RO 和 RS。

从多个 RE 中构建 CCRT

正如我之前所言，CCRT 产生于数个关系片段之中，而对于每个关系片段来说，都分别存在着一些可被提炼的 W、RO 和 RS。一旦收集到了这些包含着 W、RO 和 RS 的关系片段，治疗师就可以对其进行思考归纳，通过把一些似乎相互关联的希望彼此"捆绑"，从中抽取总结出一些概括化的主题。让我们回到 Black 先生的案例中来说明这一点。

Black 先生描述了一位开着保时捷的司机插到了他车的前面，说他简直想摇下车窗喊对方白痴。然而，Black 先生并没有这样做，在我跟他探索他没有开口的原因时，他说他担心那辆黑色保时捷的司机可能是一名毒贩。就像他说的："谁知道呢，也许他还有枪。"从这个 RE 来看，W 似乎是：

- 发泄愤怒；
- 让他知道我的想法；
- 报复；
- 反击；
- 虐待对方作为回敬。

以上五个希望似乎有着相互关联的主题，通过对它们进行捆绑，一个概括性的 W 得以形成：**在受到不良对待时站出来坚定地表达自己**。而在另一方面，一个看似不同，且距离已有信息较远的希望也渐渐浮出水面，它略微抽象，还需要一些来自治疗师的假设，这个潜在的希望就是：**被人以尊重的方式对待**。这个希望不同于，也无关于先前的那个"坚定地表达自己"的希望。但我还是会把这第二个希望写下来，并跟第一个希望彼此区分。

下面让我们回到 Black 先生案例的细节方面。在随后的一次工作中，我询问了他工作方面的情况，我们的交流如下。

P：不太让我满意吧。

T：哪些地方不让你满意？

P：总体来说这份工作还可以，但是我不太确定我认同上司对于我这部门发展方向的决策。

T：（意识到了关系片段的开启）能具体说说吗？

P：好吧，他跟我说（"他跟我说"这一细节让治疗师了解到病人已经开始描述他跟上司之间的互动了，而这正是一个关系片段的开端）我应该花更多的时间贯彻团队讨论中得出的意见。但是我不这么觉得。我们还需要花些时间讨论一些支出方面的情况才是。我本想告诉他我的想法，但是我没有（此处，病人明确地描述了他的希望：向上司表达自己的想法，也就是说，坚定地说出他心里的意见）。

T：你说了吗？

P：没有。

T：为什么没说呢？

P：嗯，他才刚上任，我还不确定他的态度。所以也就不知道他会有什么反应。毕竟，他是我的上司，他似乎比较严肃，跟我有距离感。当然也不是说真的就多么不友好。但是我不知道如果我不按照他的意思做，他会怎么对待我。现在外面工作也不好找，而且你也知道，"新官上任三把火"。所以我什么都没说。这让我很沮丧，因为我确实在担心支出会超额。

我回应说我想把刚刚讨论的内容记录下来，因为它们似乎很重要。然后，我试着尽可能用他的原话把这个关系片段写下来。随后，在这次治疗会谈结束以后，我拿出记录单，在关系片段1下面画了道横线，写下"关系片段2"的字样，试着抽取出其中的三个组成部分。希望是**说出自己的想法**（我本想告诉他我的想法——关于财政支出）。RO 是**被开除**（现在外面工作也不好找，而且你也知道，"新官上任三把火"）。而 RS 则是**保持沉默**（行为部分），却**感到沮丧**（情感部分）。

在随后的评估中，我询问了他跟父母的关系，Black 先生谈起了他的父亲。

> 我跟父亲交流很少，距离比较远。我倾向于不跟他接触。他不喜欢别人反驳他。一跟他说话就会出问题。母亲也怕他。父亲会凶狠地打她，我总是想：如果他对母亲都如此，母亲还是成人，那我的下场就更惨了。有时我会想说出自己的想法，但是我太害怕了不敢说。所以我学会了闭口不言。我觉得无助，觉得害怕。

这也是一个关系片段：它不仅是对于父亲的描述，更是一段他与这个男人之间的**互动**，儿子与父亲之间的互动。"我倾向于不跟他接触"这个表达正是这个关系片段的开始。

他的希望在于说出自己的想法（"有时我会想说出自己的想法"），而 RO 则是一种即将会出现的暴力（"一跟他说话就会出问题……凶狠地打她，我总是想：如果他对母亲都如此，母亲还是成人，那我的下场就更惨了"）。再一次，Black 先生选择的 RS 是保持沉默（"我学会了闭口不言"），而他的感受则是无助和害怕。

为了发展出一个准确而近体验视角的 CCRT 来捕捉 Black 先生的核心的、重复的关系困境，我写下了——几乎是逐字逐句地——数个他叙述过的 RE。这一得出 CCRT 的程序是在我进行那些我跟任何病人都会做的普通评估程序的同时完成的。在这次治疗会谈之后，我会浏览每个 RE，从中抽取出 W、RO 和 RS。对于每个 RE，我也许会得出数个 W、RO 和 RS。通常，对于每个 RE 来说，其中的大多 W、RO 和 RS 都是彼此相似的。在 Black 先生的案例中，W 似乎就是说出自己的想法，坚定地表达自己，让别人知道自己被不良对待后的感受，并且发泄自己的愤怒。

有时，从一个 RE 中生成的 W 会跟其他 W 有些"不同"，或在主题上无关。倘若如此，我则会试着看能不能把这类与众不同的 W 归纳起来，从而形成第二组 W。总之，我会纵览这些来自各个 RE 的 W，看看能不能把其中的一些，或全部，总结成一个概括性的单一希望。

就 Black 先生的案例而言，他的希望是坚定地说出自己的想法，让他的需要被对方知道，表达他的看法和不同意见。这些希望在主题上是相似的，因此也就能够被整合在一起，毕竟它们都属于同一核心内容。这些希望可以通过一个单一的概括性希望来加以总结：在委屈时坚定地表达自己的想法。

我会以同样的方式来整合或提炼他的 RO 和 RS，从而得出概括性的 W、RO 和 RS，进而形成如下属于 Black 先生的 CCRT。

> 我们已经谈到了一系列你生活中的事件和担忧（在此，我先为后面对于某一主题的聚焦做些铺垫）。但是，让我印象深刻的是，在我们讨论过的问题中，有一个对你来说似乎尤其困难。而且这个问题似乎在一次又一次地反复发生着。
>
> 下面我来说说这件让我印象深刻的事：似乎在关系中，你想要坚定地表达自己，尤其是当你觉得委屈憋屈的时候。但是，因为某些原因，你害怕如果自己那样做了，别人就会报复你。于是，为了避免这种情况的发生，你闭口不言，默而不语，可你却为此付出了代价，你觉得沮丧、烦闷，瞧不起自己。所以，我想这或许就是你为什么在工作中觉得厌烦的原因所在。
>
> 能告诉我你对于我的这种看法是怎么想的吗？

Black 先生很认可我提出的这个 CCRT，他回应说：

> 我从没按你说的这样想过自己的问题，但你是对的。我常常发现自己把想说的话憋在心里，而害怕的正是我说出自己心里话之后所面临的风险。于是，我把事情闷在心里，觉得对自己很失望。你的描述真的很准确。

大多数病人都会像 Black 先生这样做出反应，即对于我们提出的 CCRT 表示接受和好奇。你不用对此太过惊讶，因为 CCRT 其实正是从病人告诉你的事件中提取出来的，你只不过是将它们重新编排，总结概括，反馈给病人而已。也就是说，CCRT 是一种治疗师对于病人向你呈现的主要的希望、他人反应和自我反应的一种复述。因为 CCRT 是病人导向的（patient-oriented），是临近体验的（experience-near），所以就算病人认可它的精准和价值也没有什么可让人惊讶的。

然而，偶尔也会出现病人不太接受我们提出的 CCRT 的情况。对此，我将会在第五章中介绍应对的方法。

总　　结

CCRT 是一个陈述，它定义了病人生活中的某个领域，其中，病人表现出了非适应性的（maladaptive）人际功能，而这正是短程动力取向心理治疗的焦点所在。CCRT 由三部分组成：希望、他人反应和自我反应。CCRT 本身源自一系列的关系片段，这些片段都是病人讲述的关于她跟别人互动的故事。从这些 RE 中，治疗师抽取出病人，①在与人交往中的希望、意图或欲望（W）；②她关于别人对她的希望可能做出的回应的信念和设想（RO）；③病人在面对这种 RO 时实际的做法（RS 的行为部分）和感受（RS 的情感部分）。在抽取出 RO 的过程中，治疗师需要时刻谨记：RO 永远都来自病人的观点，而无须出自第三方对于他人反应的客观描述。

对于任何一个给定的关系片段来说，治疗师也许都能挖掘出一个或几个 W、RO 和 RS。我们需要将那些在主题上相似的数个 W 归纳成一个概括性的 W，对于 RO 和 RS 也一样。

正如我之前所言，发展出 CCRT 的方法无须对于心理动力学知识的掌握和理解。它只需要你具有从 RE 中梳理出潜在的 W、RO 和 RS 的能力。在本章中，W、RO 和 RS 往往是外显的：也就是说，病人清晰直接地陈述出了她的希望。在下一章，我将会阐述治疗师该如何将那些隐含的，未明确说出的 RE 部分进行澄清，使其变得外显。

第三章

让隐含的 CCRT 组成部分浮出水面

因为病人自身所固有的性格类型和防御功能，有些病人并不总是能够呈现出一些包含着明显的希望、他人反应或自我反应的关系片段。本章的焦点在于阐述鼓励病人清晰呈现 RE 的方法，从而让那些隐含的、未被说出的元素浮出水面，变得清晰而外显。

让希望变得外显

不是每个病人都会像 Black 先生一样，能够清晰直白地说出"我本想告诉他我的想法"这样的话。对于那些较为隐晦模糊的病人，治疗师必须认真地扫描 RE，从主题层面的角度概括高度抽象的隐含的 W。但是，我们治疗师必须要意识到，如果我们的抽象概括太过宽泛，那么我们就有可能会失去病人希望的独特性，从而失去临床上的相关性。

举例来说，Brown 女士是一位 32 岁的离婚的模特，她前来接受治疗是因为她越发为自己跟 Len 的关系而焦虑。Len 是她最近开始约会的对象。在评估阶段的早期，她提到了如下 RE。

我很期待跟 Len 共进晚餐。我们去了一家很棒的餐厅。美酒佳肴摆满一桌，而我则开始向他讲述我的一份新工作。我非常兴奋。然后，有对夫妇从我们身旁走过。Len 认识他们，于是他跟他们说了一会儿话，把他们介绍给我认识，他们就走了。可笑的是：我似乎发现我对自己正在讲的事情失去了兴趣。我感觉不到之前的那种热情了。我不太想说了。

　　按照定义，这是一个关系片段。Brown 女士描述了一段发生在她与 Len 之间共进晚餐时的互动。然而，在个情境中，她的希望并不清晰。Brown 女士没有明确地说一些类似"我想……我希望……如果他那样就好了……为什么他没有……"之类的话。然而，通过体会她没有说出的渴望，我们能够得出一个隐含的希望。如下是 Brown 女士似乎在表达的隐含希望：

- 跟 Len 亲近；
- 独享 Len，成为他的唯一；
- 被持续没有中断地关注；
- 成为 Len 注意的焦点；
- 得到 Len 没有中断的认真倾听；
- 得到 Len 认真的对待；
- 感到自己在 Len 眼中的重要性和价值感；
- 在自己成功得到新工作这件事上得到赞扬和认可。

　　在阅读这份评估记录时，我们能做的就只有做出一些关于 Brown 女士在跟 Len 的关系片段中所抱有的希望的假设。然而，如果治疗师真正体会到了这位病人的意思，他就能有所突破。通过一些探索性的提问，通过鼓励病人明确地说出她的需要，治疗师就能将她隐含的希望变成外显的希望。

　　让我"回放"一下这个在评估中出现的互动情境，看看我是否可以跟 Brown 女士一起探索一些她真正的需求。

　　P：我很期待跟 Len 共进晚餐。我们去了一家很棒的餐厅。美酒佳肴摆满一桌，而我则开始向他讲述我的一份新工作。我非常兴奋。然后，有对夫妇从我们身旁走过。Len 认识他们，于是他跟他们说了一会儿话，把他们介绍给我认识，他们就走了。可笑的是：我似乎发现我对自己正在讲的事情失去了兴趣。我感觉不到之前的那种热情了。我不太想说了。

T：你当时感觉不错——事情进展得还算顺利——直到这对夫妇来了？

P：是的。

T：他们过来跟你们交谈，Len介绍你们认识，还说了会儿话。然后，他们离开了，而你则觉得有点不对劲，觉得失落。

P：是的。

T：当时事情怎样发展，你会觉得好些？（在此，我在不断地敦促Brown女士外显地说出她当时在跟Len互动时的需求。）

P：好吧，我希望那对夫妇没有过来跟我们说话。

T：你希望继续跟Len谈论你的工作而不被打断。

P：正是如此。

T：现在，让我们往前再进一步。鉴于当时他们确实过来跟你们说话了，打断了你们。你当时希望Len怎样处理？

P：好吧，他处理得还好。我的意思是，那对夫妇已经过来了，他只能跟他们说话，向我介绍他们。这是基本的礼节……

T：对，是这样。我理解。在现实层面他不得不遵循礼节，但是你其实希望他怎样做？在我们此时谈论这件事的时候，你的脑海中有什么想法吗？即使那种想法看似不合礼仪。你觉得当时你希望他怎么做？

P：好吧，我这么说显得有点傻，但是当时他似乎对他们更感兴趣……更积极……比起他对我的态度。

T：听起来似乎这样说让你觉得不好意思，然而，看起来你希望他的眼里只有你，希望他对你的新工作表现出兴奋。

P：这听起来有点傻，你这么说也让我觉得自己有点自私，但是，是的。我希望感觉到他对我的投入，仅仅对我一个人的投入。我想让他为我取得的成绩感到高兴和兴奋。

通过问"其实希望他怎样做？"和"你觉得当时你希望他怎么做？"这
类问题，治疗师鼓励病人明确地说出她的希望。现在，Brown 女士外显
地说出了她的希望：她想继续谈她工作的事而不被打断，"我希望感觉到
他对我的投入，仅仅对我一个人的投入。"这种治疗师积极主动地探索让
Brown 女士对于 Len 持续关注的希望变得外显了。

为了揭示出病人特定的希望，治疗师会问一些类似于"你当时希望
怎么样？""你当时希望发生什么？""你当时希望他怎么回应？"的问题。
或者，治疗师也可以"引导"一下，说些类似于"听起来你希望他……"
的话。

让他人反应变得外显

如果病人没有明确说明，治疗师该如何确定 CCRT 中的他人反应
呢？比如，对于 Brown 女士成为舞台焦点的希望来说，她体验到的 Len
的反应是什么呢？她没说 Len 是怎样反应的，所以治疗师必须运用他那
以来访者为中心的（client-centered）理念，以临近经验为原则，用共情的
方式做出临床上的相关假设，推测 Brown 女士体验到的 Len 对她的反
应是什么。就 Brown 女士的 W 来说，我对于 Len 的 RO 有如下假设：

- 走开了；
- 将 Brown 女士丢在一边；
- 对那对夫妇更感兴趣。

再一次，当阅读这次会谈的治疗记录的时候，我们所能做的只有凭借
我们的共情能力，尝试捕捉 Brown 女士体验到的 RO。然而，如果能回到
当时真实的治疗会谈中，我就会通过提问试着把这种隐含的 RO 变成外显
的 RO。如同 W 的部分一样，让我们回到治疗的过程里。

P：……无论如何，这对夫妇过来说话了。他向我介绍了他们，跟他们进行了简短的交谈。然后他们离开了。而这时我就觉得不太想说话了。

T：听起来你觉得 Len 对他们比对你更感兴趣。

P：是啊，这听起来很傻，但是我当时就是这么感觉的。

我们可以将上述对话进行扩展，从而更深入地探索 RO。

P：他认识的那对夫妇走过来跟我们说话。他介绍他们给我认识，跟他们聊天，然后他们就离开了，我觉得不想说话了。

T：他们过来，Len 转向他们，然后开始跟他们聊天？

P：是的。

T：当他开始跟那对夫妇说话时，你的感受是怎样的？

P：你指的是什么？

T：嗯，你在说话，Len 在倾听。然后那对夫妇走过来，而 Len 开始跟他们说话。这让你有什么感觉？

P：我想他对他们更感兴趣。我想我或许让人觉得无聊。相比于我和我所说的内容，他似乎就是对他们更感兴趣，看到他们更兴奋。

在治疗情境中，借由探索和询问病人心中那些微妙的想法，我们总会有机会把隐含的 W 和 RO 转换成外显的 W 和 RO。

让我再次强调一下本过程的重点：客观上 Len 是不是真的对 Brown 女士失去了兴趣并不重要。或许一位坐在邻桌的观察者会说其实 Len 的心思一直都放在了 Brown 女士所说的每句话上，而且他在那对夫妇走来时显得很不开心，想要尽快摆脱他们。这位客观的观察者也许会说 Len 对 Brown 女士兴趣高昂，坚定不移，而她误解了他。这不重要。重要的是，在得出 RO 的过程中，Brown 女士在关系片段中的**内心体验**（internal experience）是怎样的。对 Brown 女士来说，她体验到的就是 Len 对她失去兴趣了。**RO 永远都来自病人的视角**。这是一种临近体验的解读方式：

是病人的体验界定了 RO，而非外部客观的观察。

在挖掘那些未被说出的 RO 的时候，治疗师会问一些类似下述的问题："你认为他会怎么做？""你害怕她会怎么反应？""你估计他做了什么？"或"你设想她会说些什么？"。这类问题能把病人向前推，让他们明确地说出那些未被说出的 RO。

让自我反应变得外显

如果病人没有提供她在关系片段中的所做所感（RS），那么治疗师可以直接询问这些感受。

> T：所以在那对夫妇走后，你就不说话了？
>
> P：是的。我似乎没什么可说的了。
>
> T：那你当时有什么感受？
>
> P：我不确定，有点……失落吧。

通过询问病人当时的所做所感，她的 RS 逐渐浮出水面。她的行为 RS 是自我关闭（close down），而她的情感 RS 是失望。

对于未被说出的 RS，治疗师可以做出如下评论："所以当你意识到发生了什么（RO）时，你是怎么做的（行为 RS），又有什么感觉（情感 RS）？"在评估阶段中，治疗师运用这些问题来鼓励病人清晰地说出之前隐含的 W、RO 和 RS。

佐 证 信 息

同样是在 Brown 女士的评估阶段中,我询问了她跟父亲之间的关系。她笑着描绘了一段她在17岁时跟父亲之间印象深刻的互动记忆。

> 我去他的船上见他。我发现他不是自己一个人。我的漂亮姐姐已经到那了。当他们在码头那边干活的时候,我把她的化妆品都从船上扔出去了。然后我告诉他们我还有好多事要做,不能留下来陪他们了。这让我感到十分满意。

所有三个组成部分——W、RO 和 RS——都在这个 RE 中出现了。然而,再一次,这里的希望并不是外显的。我们不得不仔细倾听,试图从字里行间的暗示和线索中捕捉到 W。RO 也算不得外显,比较模糊。

结合之前讨论过的关于 Brown 女士和 Len 在餐厅的信息,我简略地将每个 RE 都写在了表格中三栏的左侧,而这三栏依次分别为 W、RO 和 RS。在阅读每个 RE 的过程中,我尝试从中抽取出对应于这三栏的内容。完成这之后,我画了一条水平线,然后开始写下一个 RE 的内容:

W:

■ 独享与父亲的关系;

■ 成为父亲心中的焦点;

■ 成为父亲的最爱;

■ 伤害父亲和姐姐;

■ 摆脱姐姐;

■ 跟姐姐一样美丽,被人称赞;

■ 像姐姐;

■ 全面超过姐姐。

RO：

■ 对别人（姐姐）比对她更感兴趣。

RS：

■ 把姐姐的化妆品扔出去；

■ 感觉到带有愤怒的满足感。

通过询问她其他的早期记忆，我继续探索了 Brown 女士跟父亲的关系。她突然间回忆起如下内容：

　　在我的童年里，有件事这么多年来一直在我心中挥之不去。我记得有次我走进父母的房间。我问他们为什么穿得这么整齐。他们说正要出去参加一个聚会。我对妈妈说，"你看起来真丑。"她打我屁股。我跑回自己的房间，觉得很受伤，也很生气。

　　同样，这也是一个相当完整的 RE，它暗含着 W、RO 和 RS 这三个组成部分。我把这些记录如下。

W：

■ 跟父母在一起；

■ 不被扔在一边；

■ 被接纳，融入；

■ 保持关系；

■ 伤害母亲；

■ 在关系中被当作重点和中心来对待；

■ 成为别人的唯一；

■ 成为注意的焦点。

RO：

■ 把她丢一旁；

■ 排斥她；

■ 惩罚她；

■ 被摆在次要的位置；

■ 被视为不如别人重要。

RS：

■ 发火；

■ 伤害母亲；

■ 感到受伤和气愤；

■ 带着气愤和伤痛跑开；

■ 愤怒地攻击别人。

界定核心冲突关系主题

在 Brown 女士的案例中，我把相似的 W 归纳在一起，试着从中得出一个概括性的 W 作为代表。对于 RO 和 RS 也是如此。基于这些概括性的 W、RO 和 RS，我构建出了 Brown 女士的 CCRT。在社会化访谈（一次将评估内容分享给病人的治疗会谈，其特征和功能我将会在后续章节中具体介绍）中，我将这个 CCRT 呈现给她，我大体会这么说：

> 我们已经谈了不少你当下的担忧和顾虑。然而，让我印象深刻的是，其中有一个你的担忧似乎在反反复复地出现着，而它似乎跟你感觉到的郁闷联系密切。下面是我看到和理解到的：我认为你非常渴望拥有一段这样的关系，其中，你是对方的唯一，你感觉到自己被关注，感觉到自己的重要。但是你害怕——甚至会预期到——别人总是会把你摆在次要位置，所以你很快就会做出反应——退缩、关闭自己。最后你觉得受伤、幻灭和气愤。

这个 CCRT 包含了在 Brown 女士身上反复出现的，位于中心地位的关系冲突，它说出了她的希望，说出了她预期或得到的来自别人的反应，以及随后她自己做出的反应。

请记住，在产生 CCRT 的概念化的过程中，不要借助传统心理动力学的方式来解读。比如，从**经典**精神分析的角度讲，我们也许能正确地解读出 Brown 女士的俄狄浦斯冲突：她希望赢得父亲独一无二的爱，击败其他所有女人，而她对父亲生活中其他女人的态度都是竞争和具有攻击性的。从**自体心理学**（self-psychology）的角度讲，我们也许会做出如下解读：因为生命早期的共情性失败（empathic failure），Brown 女士对于当下自体客体（selfobject）活动中镜映（mirroring）的共情性失败极度敏感。她的愤怒情绪和复仇心态都可以自然而然地理解为对于这些共情联结（empathic connection）中裂痕（rupture）的反应。然后，从**客体关系**（object relationship）的角度讲，我们也许会假设，由于没有充分地完成分离个体化（separation-individuation）方面的任务，Brown 会对与重要人物的分离异常敏感，无论是真实的分离还是想象中的分离。这些分离会激发她那弥散的孤独感，激发她对那些让她觉得被抛弃的人的愤怒。所有上述这些概念化都可能是准确的。然而，它们却跟这位病人 CCRT 的产生过程无关。

CCRT 的得出无须借助心理动力学模型。治疗师在得出 CCRT 的过程中仅仅需要从关系片段本身出发，倾听那些希望，那些预期或真实的他人对于病人希望的反应，以及随后病人自己在行为和情感层面的反应。

显然，对于大多数动力学心理治疗师来说，最具挑战性的任务之一就是：在得出 CCRT 的过程中抛开那些理论框架。也就是说，这种发展出治疗焦点的独特方法要求我们暂时忘记，或至少克制住那些我们平时在对病人问题进行概念化时会应用到的理论知识。

活　化

关系片段指的是一个病人讲述的其与他人互动的例子。每个关系片段都包含着外显或隐含的 W、RO 和 RS。如果它们是隐含的，那么这三个部分也能在前文提到过的探索性问题的推动下变得外显。

活化（enactment）*，与之相对，指的不是病人对于一次互动的描述，而是病人将她的 CCRT 通过"见诸行动"（acting out）的方式向治疗师表现出来。病人在没有意识到的情况下，用"舞台剧"的方式将她的 CCRT 在你们的治疗关系中展露无遗。对于活化，治疗师的任务是识别它，并对它进行评论。通过评论，活化中的行为被解读成一种互动，而这种互动则能够被用来提炼出病人 CCRT 中的 W、RO 和 RS。

将活化转换成关系片段

我已经专门讲过治疗师在**评估阶段**中**发展**出 CCRT 的方法了。在本章，我还尤其详述了治疗师将隐含的 W、RO 和 RS 转化成外显的希望、他人反应和自我反应的步骤。下面，我将会描述一下治疗师该如何在**心理治疗阶段**应对和使用活化。然而，请注意，为了达到这一目的，我要"快进"到治疗阶段了，而不再停留在评估阶段。我在此对活化进行阐述的目的仅仅在于，从某种程度上讲，活化与我们正在讨论的主题有关，即如何

---

* 活化，顾名思义，就是病人将其重要的关系模式在治疗关系中活灵活现地呈现出来。大多数人认为，在活化中，治疗师通常并未真正地或强烈地按照病人早年重要客体的方式进行了反应，反移情也并不特别明显和强烈，也就是说关系模式的重现更多是病人的移情扭曲。在大量关于创伤的文献中，会出现reenactment（即再活化），这一术语，其与enactment在含义上十分接近，甚至偶尔会被混用，但是，reenactment在程度、强度和与童年经历的相似度上比enactment要更高，也就是说治疗师在受到了病人投射性认同的影响下，有了十分明显和强烈的反移情，并将其用言语或行动表现了出来。举例来说，如果病人早期的关系模式是被对方厌恶，那么病人在治疗中将治疗师的一些巧合的无意的言语理解为对自己的厌恶，那么这就是活化；而如果病人通过种种言谈举止以投射性认同的方式真的引发了治疗师强烈的厌恶感，而治疗师又在这种厌恶感的推动下无意识或有意识地连续取消了三次约见，那么这就是再活化。——译者注

将隐含或未被说出的部分转化成外显且可以讨论的内容。

再一次，请记住，**活化**是指病人将其 CCRT 通过见诸行动的方式向治疗师表现出来。活化并非病人的话语，而是她的行为和做法。它就像是病人在无意识的状态下跟治疗师表演的一出舞台剧。治疗师的任务是识别这个发生在治疗过程中的活化，鉴别它，评论它，解读它，从而通过把它用言语描述出来，将其从过程（process）转换为内容（content），以使其能够作为病人 CCRT 的镜像来得到讨论。

活化对于所有类型的心理动力取向治疗来说都很重要，但是其对于短程心理治疗来说则尤其至关重要，因为它提供了一种情感饱满且此时此地（here-and-now）的经历和体验，将病人的 CCRT 在治疗中用行动呈现出来。因此，活化能够为治疗提供相当丰富的且意义重大的情感信息，值得为其投入大量工作。

让我通过 Brown 女士第 5 次会谈中的一个例子进一步地阐释活化这一概念。当时，她告诉我她最近是怎样努力克服自己的问题的——不再抑制自己想要跟别人分享那些对自己来说重要的话题的愿望。

> P：最近，在许多情境下，我对自己的表现很满意。我不再三缄其口，而是真正地开始谈论我对那些别人给我拍的照片的看法。以前通常我都不会这样做，都会害怕别人觉得我的想法愚蠢。
>
> T：（治疗师的秘书打进电话）哇哦！这种事不该发生的。我来看看秘书为什么打进来（治疗师拿起电话，说了一会儿，然后回到治疗中）。
>
> T：不好意思，刚打断你了。请继续说。
>
> P：没事。不过我不记得说到哪了。
>
> T：你刚说到你最近经常坚定地表达自己的对于那些照片的观点。
>
> P：哦对，不过看起来我说了半天，其实这事也没什么大不了，无所谓（沉默）。

治疗师好奇地注意到了病人在态度上从激情到退缩的切换，从而猜测是否出现了活化。也就是说，病人是否将治疗师接电话这一打断体验为了治疗师缺乏兴趣（RO）的一个例证——对她坚定地发出和表达自己对于照片的声音和看法这一成就不感兴趣？再一次，治疗师与打进的电话打断了治疗过程这一事件无关；这是秘书的错；他跟病人一样都为这个突然的打断所气恼；他客观上尽快地结束了这一打扰然后回到了治疗对话中继续聆听病人的表述，可是上述这些都不重要。在此，对于治疗师行为的客观看法是与治疗主题无关的。有关和重要的是，病人怎样感受了这一事件。治疗师必须尽力去理解病人此时的感受：这件事反映出了治疗师对她的话不感兴趣，甚至是在轻视她所取得的成就，反而却对那通电话更感兴趣（RO）。治疗师必须进一步凭借直觉注意到病人后续的反应正是她 RS 的典型模式：受伤、闷闷不乐、退缩和自我挫败（self-defeating）的行为。治疗师试探性地理解着正在发生的事情。

> T：不，我想眼下正在发生的事情是非常重要的。

根据治疗师对他当前理解的自信程度，此时可以用一些种方法来回应病人，从而判断治疗师的理解和直觉是否正确。

> T：你现在的感觉是什么？
> P：没有什么。
> T：你听起来受伤了，生气了。
> P：我猜是吧。
> T：你知道为什么吗？
> P：我不太确定。
> T：我想你在我接电话的时候感到了受伤和生气。
> P：我想你失去兴趣了。
> T：说得很好！我们之前讨论过，当你觉得别人对你失去兴趣时的反应——尤其是在你正在谈论一些你近期的成就时，一些对你很重要的话题时。你的反应就是，退缩，感到受伤，然后轻视自己的成就。就在刚才，我们之间就发生了一些事。你本来正说着在跟 Len 的关系中你

最近所取得的重要成就，而你后来觉得这些成就意义不大，也不想再跟我说这事了。这正是我们之前讨论过的你的模式啊。你感受到我对你失去兴趣，即使我刚才其实无法控制电话是不是会打进来，即使我刚才努力尽快挂断了电话。这才是比较客观的看法。但是，在内心中，你几乎是在自动地、无意识地就将其视为了我对你不感兴趣的证据。然后，还是自动地，你退缩了，觉得挫败，不再做自己真正想做的事了：让我知道你的成就。你看到这种模式是多么常见了吗？

在短程心理治疗中，活化是至关重要的，因为它们可以提供非常真实的、饱含情感的、此时此地的跟病人 CCRT 有关的体验，因为治疗师会参与其中。然而，按照定义来说，活化是发生在过程（process）* 中的：如果得不到治疗师和病人的捕捉、鉴定、阐述、讨论和理解，那么它就是无意识的，它就会悄无声息地溜走。在此，Brown 女士的体验是，治疗师之所以停下来，是因为他不喜欢她，想摆脱她，对她没兴趣，或对她生气了。正如我将会在本书的第二部分中所强调的那样，治疗的结束常常会被病人体验为治疗师的 RO。无论怎样告诉病人"事实真相"，她都常常会无意识地按照自己特定的 CCRT 来体验治疗的结束。尽管大多数情况下活化都会发生在结束阶段，但是活化也能发生在治疗的其他阶段。

---

* process，即过程；progress，即进程。它们是心理治疗中的一对重要概念，尤其对动力取向疗法来说。了解这对概念最好的方法是区分治疗师所做的两种治疗记录：过程记录和进程记录。前者是治疗师的私人笔记，这意味着机构、法庭、保险公司，甚至病人都无权查看，其中涉及许多非客观、非事实的内容，包括治疗师的感受、情绪、联想、猜测、疑问等。与之相对，后者是治疗师需要向所在机构及时提交，以及在要求下向法庭、保险公司和病人提供的客观叙述，通常包括评估、诊断、程序、出勤、当前危机、测量报告、风险判断、会谈主题、治疗进度等，通常会是极其简略模糊的语言。举例来说，译者此时正在纽约曼哈顿一处社区心理健康中心的门诊部实习，每次治疗的进程记录都必须在治疗结束后48小时内完成并输入电脑以供督导和上级部门随时查看。鉴于译者是动力取向治疗师，而机构和督导并非这一取向，且机构的档案系统是针对CBT取向所设计的，所以进程记录中会尽可能不涉及对动力学的移情、反移情、个案概念化、假设和干预等的描述，而是仅仅总结病人报告的事实和病人近期在症状和生活功能方面的变化等。译者自己有专门的本子来详细地记录动力学取向的过程。——译者注

因为活化是"鲜活的"，上演在此时此地的，所以它是一个丰富的信息来源——如果活化被治疗师认知到了的话。因为活化是无意识的，是模糊的，它们很容易得不到治疗师的认知。请考虑如下对话。

P：最近工作还好吧，也许比原来好了一点。我仍然觉得很难直接面对老板，尽管昨天发生了一件事……（铃铃铃——治疗师的私人电话响了。）

T：（茫然不知所措）稍等一下。我不知道为什么这电话会响。（治疗师接起电话，简短交谈后挂断电话，马上回到了治疗中）继续；你刚说到了跟老板表达自己的意见这件事？

P：是的（沉默）。我想想（沉默）。

T：老板怎么了？

如果治疗师没有觉察到 CCRT 活化的展开，那么就可能会尝试"友善地"帮助病人回到刚刚谈论的话题。然而，如果这样做了，治疗师就会忽略此时在过程中在他与病人之间呈现出的重要信息。但是，如果治疗师持续跟她保持着情感共鸣，品味着她的一言一语，把握着他跟病人之间人际过程的脉搏，那么他就会注意到这一断裂，并将其带到病人的注意之下，努力理解病人态度的转换有多大可能性是病人 CCRT 的活化所造成的。对于 Brown 女士这一案例，治疗师也许会思考她的退缩是否为一种 RS：她无意识地将治疗师接电话的行为体验为对她不再关注，失去兴趣，不重视，从而做出了反应。

在识别到活化之后，治疗师也许会通过许多种陈述来进行回应，诸如"刚刚发生了什么——你似乎在想些什么，有些疏离？""出了什么事？你的心思似乎已经不在这了。""刚才怎么回事？电话响了，我接了一下，现在你看起来有点心不在焉，不想说话。"以上任何一种陈述都会将病人的注意力吸引到她所表现出的 RS 上来，尽管这个 RS 是自动地、无意识地上演在当下的。

让我用如下方式来再次呈现 Brown 女士的例子。

> T：你现在怎么了？电话响了，我接了一下，而现在你看起来把自己关闭起来了。
>
> P：我不知道……我刚……走神了。我刚刚想说的事好像不再重要了，意义不大了。
>
> T：我想，刚刚所发生的，恰恰就是我们以前谈过的内容。我认为你沉默了，退缩了（此处治疗师评论了她的 RS），因为你觉得我对电话比对你和你的想法更感兴趣（RO）。难道这不正是我们决定要聚焦的你的模式吗？现在，我们眼看着这个模式在此时此地自动地发生在了我们之间。
>
> P：果然啊！就是这个，有道理。
>
> T：啊，再多说说。
>
> P：当电话铃响起时——这听着真挺傻的——但是它确实打扰到我了。好像我甚至认为你就在等着……期待别人打给你。
>
> T：电话响起时，你觉得我对你的兴趣不翼而飞了，而你的反应就是退缩，就像我们讨论过的那样。
>
> P：正是如此！就是我们谈过的那样。

换一种稍微有点不同但更为完整全面的表述，治疗师也许会说如下的话。

> T：在我们的工作中，你想要我紧密地关注和追随着你（W：在一段关系中，她的成就、想法、顾虑被承认），而当我接电话时，你觉得我失去了对你的兴趣（RO：轻视、忽视、批评），你觉得我表现出了对你不感兴趣（同样的 RO，通过不同表述进行强调），而随后你的回应则是关闭心门，心思不在这了（RS）。
>
> P：是的！我认为你是对的！有趣的是我似乎根本没意识到自己做了这些！

在这一情境中，治疗师对活化进行了聚焦，对其评论从而使其从无形隐蔽的自动化过程变成在治疗中可以被描述、探索和理解的一次互动。再一次，我重新强调一下，本章主要关注的是，在病人接受短程心理治疗的评估时，该如何让隐含的 W、RO 和 RS 浮出水面。然而，活化其实主要发生在评估之后的工作阶段。我之所以将活化纳入本章的篇幅，是因为它很容易被治疗师忽略；它安静地发生在病人与治疗师之间的互动过程中，却必须要被转化成外显的言语，从而得到阐释和理解。

总　　结

通过从病人描述的自身与他人的互动中抽取出 W、RO 和 RS，病人的 CCRT 得以产生。在许多病人所描述的互动中，希望、所描述的真实的或害怕的他人反应，以及自我反应，是清晰外显且充满细节的。而在另一些关系片段中，这些 W、RO 和 RS 则是粗略模糊的，是隐晦或不完整的。在这种情况下，治疗师可以通过询问具体的探索性问题来揭示出那些隐藏的部分。

为了让未被说出的 W 浮出水面，治疗师可以这样问："你那时希望从对方那得到什么？""那时你希望或者想要做什么？""你当时想要什么？"对于未被说清的 RO，治疗师可以问相似的探索性问题："你觉得对方会怎么反应？""如果你那么做了（这里我指的是病人按照自己的希望来行事），那她会怎么做？""听起来似乎你当时担心他可能做出的反应。你当时预期他会怎么做？"相似的探索性问题也可以用来揭示出那些未被组织成言语的 RS："多跟我说说你当时在那种情况下实际做了什么。还有你当时的感受是什么。""当你觉得事情会那样发生时（RO），你的反应是什么……感受又是什么？"

活化在治疗阶段会比在评估阶段显而易见得多，其指的是病人在治疗会谈中把 RS 这一 CCRT 的组成部分见诸行动或以沉默的方式表现出来。也就是说，病人无意识地将治疗师和治疗师的行为体验为 RO，并自动地以其特征性的 RS 方式做出反应。治疗师在警觉地注意到了病人行为或情感的突然变化之后，可以将刚刚发生的互动描述出来，进行聚焦，并把病人的行动进行翻译，从而将活化作为"活生生的"互动材料，用以讨论和探索病人的 CCRT。尽管活化是在评估过后的治疗阶段才会发生的，但仍被纳入了这一章节——通过评估得出 CCRT，作为讨论治疗师该如何处理隐含内容的一部分。

第四章

短程动力取向心理治疗的目标：实现希望

短程动力取向心理治疗的目标可以被描述为：症状的缓解和有限却意义重大的性格改变。从动力学的角度来讲，短程动力取向心理治疗的目的是：帮助病人实现他们的希望。这种实现是通过将病人的他人反应从移情扭曲（transference distortion）或重复障碍（repetition disorder）* 中修通来完成的。我将在本章中详细讨论这两种 RO。

我们在第二章中描述过 Black 先生详述的那次他在开车上班过程中发生的互动。在描述被保时捷司机强行插道之后所发生的事情的时候，Black 先生跟我说，"保时捷抢了我的路……我真想摇下车窗告诉他，他有多白痴。但是我没有……他的牌照是新泽西的。很多毒贩都是从新泽西过来的……也许他还有枪……所以什么也没说，觉得心情低落……烦闷。"从这个和其他他向我描述的关系片段中，我能够构建出他的核心冲突关系主题如下：他的希望是在受到不良对待时站出来坚定地表达自己，但害怕如果自己这么做了，会立刻遭到他人的严重报复，所以他保持沉默，感到低落和渺小。

对于 Black 先生来说，BPP 的目标是，让他能够实现自己的希望，即在受到不公正对待时表达出自己的声音。而且，在实现希望的同时，他的 RS 也就消失了：他不再觉得不得不保持沉默和垂头丧气了。为了完成这一动力学目标，即实现希望而不再依赖于其典型的 RS，我们需要将其 RO

---

* 这里的重复障碍等同于强迫性重复。——译者注

作为移情现象来进行理解和修通。在接下来的部分，我将详细讨论上述这一 BPP 的重要方面。

将他人反应作为移情扭曲或强迫性重复来修通

在短程动力取向心理治疗的 CCRT 模式中，治疗师完成目标，即让病人实现希望，靠的是帮助病人修通和理解：她对于他人反应的体验，是建立在**移情扭曲**或**强迫性重复**的基础上的（Luborsky, Barber, et al., 1993）。这种对于病人 RO 的修通正是 CCRT 法 BPP 的工作重点。

移情扭曲形式的他人反应

举例来说，在会计 Black 先生的案例中，治疗师应该帮助他看到他对于报复的恐惧其实是一种移情扭曲，这种移情扭曲植根于他早年跟父亲的关系经历之中。随着他逐渐识别、理解、修通这一特定主题的领域，他变得越发能够自由地表达自己的希望，而不再需要依赖自己那自我挫败的特征性 RS。BPP 帮助 Black 先生看到和修通了他的情结：童年里父亲的凶恶影响了他对别人反应的预期。也就是说，他早年间对于父亲的恐惧被移置（displace）到了他现今看待他人的方式上，而这一情结得到了识别和修通。在第十章，我将详述修通 RO 的过程，也就是修通那种对于别人可能以特定方式进行回应的恐惧的过程，其中，我会描述 Benton 小姐的 16 次治疗会谈中的一些关键点。

强迫性重复形式的他人反应

并非所有病人都像 Black 先生一样。他的 RO 是一种**预期的**报复和对于他人凶恶态度的**恐惧**。所以，治疗的焦点就是帮助他理解和最终修通他的那种对于别人即将对他反应的预期，让他明白这种预期只不过是一种移情扭曲。然而，对于有些病人而言，RO 并非是一种对于预期反应的恐惧；那些不愿发生的他人反应会实实在在地发生。如下情境中 Rose 小姐的案例就阐释了这种情况。

P：我已经厌烦了被别人像婴儿一样对待了。

T：谁这么对待你了？

P：每个人都这样。

T：能给我举个例子吗？（我鼓励病人描述一个具体的关系片段。）

P：当然。工作的时候我正在思考一个项目的计划。我真的很想给老板留下深刻印象，让他知道我做长期规划的能力。我花了很大精力去思考我们该如何在未来的 18 个月中提高市场份额。我坚定地认为自己的想法很不错。但是，在我跟老板谈的时候，他表现出轻视和粗暴。他回应我说，这份项目计划也许有些闪光点，但是他必须考虑一下，晚些再跟我继续讨论。说完他就开始打电话了，我都还没说完我的想法呢。最后，我觉得他根本不尊重我的能力。我又生气又受伤。

在这个关系片段中，Rose 小姐的希望是：被认为是一名有价值、有能力的计划者；她从老板那得到的反应是：被轻视；而她的自我反应则是：退缩，觉得被忽视，被轻视，被当作婴儿来对待，觉得受伤和气愤。从这个和其他关系片段来看，显然，RO 真实地发生了。Rose 小姐的老板，在刚刚描述的关系片段中，真实地打起了电话并赶她离开。Rose 小姐并非在描述对于老板对待她的方式的恐惧或预期；而是在描述他真实的对待她的方式。

在另一个关系片段中，Rose 小姐说道：

六个月前我刚开始在这里工作的时候，一个同事跟我说，如果我有任何关于用电脑获得工资单的方法的问题，就可以问他。可是，昨天，当我告诉他我调不出工资单的时候，他就像对白痴说话那样对待我。他说，"你知道的，你其实应该能自己解决这个问题。"

在这一情境中，Rose 小姐再次描述了她的愿望——被以尊重和平等的方式来对待，而事实上他人的反应则是粗暴、批评和蔑视。

最终，从这些关系片段中，我得出了她的 CCRT。

　　"似乎在我看来，在关系中，你希望被当作一个有能力的成人来对待，但是因为某些原因，别人最后会嫌你烦，就好像你是个无能的笨蛋一样。而你因此觉得受伤、生气和渺小。"或许我会用另一种同样清晰易懂的方式说，"尽管你想要别人把你当作成人那样平等对待，但是别人却像把你当笨蛋一样厌烦你，这让你觉得不被重视，觉得受伤和生气。"

　　在 Rose 小姐的案例中，RO 是真实发生的，而不是她的恐惧。如果她说出自己的想法，她也许真的会被别人轻视和当作婴儿来对待，而并不是她预期别人会用嫌弃和轻蔑的态度对待和回应她。通过小心地探索她跟别人之间发生的互动，我的结论是这些他人的反应是真实地发生着的。

　　在这些情境中，他人反应真实地发生了，RO 并不是移情扭曲，而是最好被理解为一种强迫性重复。在这些情况下，治疗目标是帮助这些病人理解他们自己如何激发和促发了别人的那种带有伤害性质的回应，理解这种重复其实是一种尝试掌控（master）* 他们早期童年经历的方式。

　　举例来说，随着 Rose 和我不断地探索那些发生在她跟老板之间的事情，我们越发能清晰地看到，她确实激起和引发了老板和同事对她的反应和态度。尽管她的想法不错，但是她呈现想法的方式却是松散混乱的，更糟的是，她不预约就跟老板讨论，直接走进他的房间，可那时老板正在等待一通会议电话。与之相似，对于那个在她询问如何调取电脑数据时反应刻薄的同事，Rose 小姐后来承认说，那可能已经是她第八次问他电脑使用的问题了。随着我们探索得越发深入，事情变得越发明了了，她太过

---

* 这里的掌控是指，个体在创伤后反复主动创造环境让自己重新体验过往的创伤经历，从而试图在新的创伤情境中比过去表现得更主动、更有力量，从而克服在童年或创伤时体验到的无力感，拥有一定的掌控感，是一种个体进行自我治愈的痛苦、危险，却有一定效果的方式。打个比方，就像一个小时候脑袋不小心撞到墙而头破血流的孩子，长大以后没事就拿脑袋撞墙以锻炼头部的抗击打能力和证明自己的脑袋比小时候更结实。这里的创伤指的是广义上的创伤，并非创伤后应激障碍那种带有解离和闪回的狭义创伤。——译者注

依赖这位同事来获取信息，而不是自己学习和消化知识，而她的这种做法和表现就像个无能的孩子。

在这两个例子中，以及在 Rose 小姐描述的其他互动中，浮现出的 RO 是一种强迫性重复，而强迫性重复的（移情）根源与她早年间跟母亲的关系有关。Rose 小姐希望被她母亲认为是有价值和有能力的，但与此同时她却不适当地过分依赖母亲。随着治疗的继续，Rose 小姐逐渐有能力理解和修通这种强迫性重复：她刺激别人，本质上是一种尝试，尝试继续处理和掌控她幼年对于母亲的那种令她感到为难的依赖。

在短程动力取向心理治疗中，治疗聚焦在 CCRT 这一有限的区域。为了在治疗中促进改变的发生，我们需要聚焦在对于 RO 的辨认、理解和修通上，而 RO 既可以是移情扭曲（Black 先生的案例），也可以是强迫性重复（Rose 小姐的例子）。

16 次 CCRT 法 BPP 的三个阶段

这 16 次的治疗最好被分为三个阶段来进行理解。第一阶段（大约是第 1—4 次治疗会谈）的目标是，帮助病人逐渐意识到那个统治着她人际关系的 CCRT 发生的频率之高和力量之强大。在这一阶段，原本是自动化的，自我和谐的（ego syntonic）行为，通过不断的觉知，变得越发能够被病人所控制，也变得越发自我违和（ego dystonic）*。正是在这一阶段，治疗师鼓励病人去好奇，为什么她会预期别人以某些特定的方式来回应，或为什么别人倾向以某种方式来回应她。在第二阶段（大约是第 5—12 次治疗会谈）中，治疗的许多真正的推进作用发生了，此时，病人努力修通那些造成她 RO 的童年时期的根源。在治疗的最后或结束阶段（大约是第 13—16 次治疗会谈），治疗师和病人聚焦在结束的主题上，尤其是那些反映出病人对于治疗结束原因的幻想的活化。活化和幻想通常都带有着

---

* 自我和谐（ego-syntonic）与自我违和（ego-dystonic）是一对互为反义的概念，分别指的是个体的行为、价值观和感受等是否能与其自我的需求和目标彼此和谐，被自我所接受。——译者注

病人 CCRT 的色彩，因此，结束也就向病人提供了一次回顾和再次修通 CCRT 的机会。

我将会在第六章中对上述内容进行总结，并在本书的第二部分中，通过 Benton 小姐的案例来详细地阐释这三个阶段。

后退性希望和前进性希望

在本章中，我已经指出了 CCRT 法 BPP 的动力学目标，即帮助病人实现她的希望。但是，在特定的情景下，帮助病人实现她的希望却会是反治疗的。我将会详细说明该如何理解和处理这些情景。

Silver 先生是一位中年的公司领导，他对他的婚姻关系很不满意。他没有冲动行为或犯罪记录。在治疗中，他这样说道：

> 我老婆真的快把我逼急了。我无法忍受我们之间的状态了。有时，我都想打她。如果不是法律禁止，我可能真打她了。所以我就一直都躲着她。今早我离开家时，我幻想用拳头打在她脸上。如果不违法，谁知道呢，我可能真打了。但我又不想进监狱。

此处的希望似乎是：打老婆；他人反应是：被关监狱；而自我反应则是：躲开她不跟她接触（行为部分），和感到心中充满愤怒（情感部分）。

在收集了一系列此类对于关系片段的叙述之后，治疗师或许会做出如下这种对于 CCRT 的总结："你希望打你老婆，但是害怕有关部门会把你关进监狱，所以你总是避开她，尽管你仍然觉得怒火中烧。"如果 CCRT 疗法的目标是实现病人的希望，那么这位治疗师将会在这个案例中怎么做呢？显然，这个打人的希望是一个**后退性希望**（regressive wish）。后退性希望跟如下欲望有关：毁灭、损坏、虐待，或过分依赖、退行、自我隔离。**治疗师不会帮助病人实现后退性希望。**

一个后退性希望必须被转化和重构，从而被更为准确地理解为一个 RS 而非 W。这种转化也需要治疗师寻找和识别那些未被说清的前进性希望（progressive wish）。让我用 Silver 先生的例子来继续说明这一转化重构的过程。在听完上述 RE 后，治疗师又询问了更多真实发生在 Silver 先生和他妻子之间的互动（也就是说，力图获得一个更为完整的 RE）。然后，治疗师这样说：

> 你说你忍耐不了跟你老婆之间的状态了，是吧？那到底是什么样的状态让你忍不了，让你这么生气呢？

此时，治疗师已经对 Silver 先生的愤怒进行了解读，其并非是想要打人的希望，而是一个 RS。

P：哎，事情每次都是这样。

T：你能给我举个例子吗？

P：当然。昨晚我们请了客人来家里，然后我开始讨论那部 Margaret（他妻子）和我刚看过的电影。我说这是一部黑色喜剧，正说到一半，她就跳出来插话，开始谈论电影中的黑色喜剧亚文化，开始引用电影评论人 Pauline Kael 说过的话，然后情况就变成由她来主导整个对话了。真让我心烦！

然后，过了一会儿，我们四个人坐下来一起看租来的录像带。可是录像机似乎出问题了。我觉得这是因为电视没有调到 3 频道，所以就开始拿遥控器……你知道的，去换台。然后她就说了，"哦别，我来弄。"就好像只有她才知道怎么换台似的！然后她就真的从我手里把遥控器抢走了！就在来做客的那对夫妇面前！我当时简直想一拳打在她脸上。

T：你真的觉得马上要动手打她了吗？

P：不不不！我只是有想打她的那个感觉。就像我现在脑子里浮现出用皮带抽她的画面一样。

T：所以你感觉好像要用皮带抽她一样（RS 的情感部分）。而你实际的做法呢（寻找 RS 的行为部分）？

P：啥也没做。我只是笑笑，表现得好像是我一开始就要把遥控器递给她一样。

    T：你为什么没说话?

    P：我不知道。我一般都这样。开个玩笑，笑笑。

    T：但是觉得气愤?

    P：是的。还有弱小。

    T：那么如果你说些类似于"没事，我来吧"的话，之后会发生什么呢?

    P：我确实在那对客人夫妇面前说不出这话。这么说就好像很无礼一样。

通过将这个后退性希望解读成一个 RS，一个更为准确、富含前进性信息的 CCRT 就被转化出来了。

W：
- 在关系中可以让自己保持一些控制力;
- 不被别人支配;
- 被以平等的方式对待;
- 被当作同伴;
- 被尊重;
- 自己的行为不会被别人干扰。

RO：
- 支配;
- 控制;
- 接管;
- 轻视。

RS：
- 表现得彬彬有礼，顺从恭敬，而其实暗自感到愤怒，产生了谋杀的幻想。

在这个关系片段的结尾处，我们也许会注意到还有一组单独却相关的 W、RO 和 RS。

> W：在委屈时坚定地发出自己的声音。
> RO：被赶到一边儿去，或被抛弃。
> RS：表现得顺从礼貌而心里却感到愤怒，幻想着杀人。

这个小例子说明了，毁灭性的希望不是治疗师要帮助病人实现的东西。它应该被辨识成一种后退性希望，从而在寻找出一个新的更为准确的前进性 W 之后被转化成 RS。

让我们看看另一个关于后退性希望的例子。Gold 先生是一位 23 岁的待业青年，他叙述了许多 RE。下面这个对话能够反映出他跟父母互动的典型模式。

> P：我似乎总在跟父母进行这种争吵。他们想让我出去闯闯，找份工作。他们似乎因为我总是待在家里而觉得烦恼。
> T：总是待在家，这大概是多长时间？
> P：好吧，几乎一直如此。我已经有 2 年没工作了。
> T：那你在家都干什么呢？
> P：好吧，如果不是在跟父母吵架的话，我在家的大部分时间都在看电视和吃垃圾食品。他们也不喜欢我这样的生活习惯。他们想让我出去，找份工作。我却想待在家里。

W 似乎是：让父母尊重自己想要待在家里成天看电视的愿望。RO 是：施压，被催促着多出去转转然后开始工作。RS 则是：跟父母吵架。帮助病人维持他跟父母的依赖关系并不具有任何临床意义。鼓励他继续这种过分的依赖，或促进他这种自我隔离的行为，这都是具有反治疗意义的。这些后退性希望必须被重构转化成 RS。所以，现在治疗师的任务是，寻找那个更加真实的、更加前进性的希望，以及找到那个似乎在抑制它的 RO。

T：跟我多说说你对出去转转这件事的看法，还有为什么这看起来让你很不满意。

P：我不知道不满意这个词描述得是否准确。说让我紧张的话更贴切点。

T：让你紧张？

P：是的。我认为我是自我意识很强的人。我认为别人觉得我笨，我想我会办很多错事，显得很愚蠢。在工作面试时，我会说错话，会失败。

T：如果我们能对这一点有更多了解的话，比如理解为什么你会有自信方面的困难，为什么你很快就觉得别人会认为你笨，会批评你，如果咱们能对此有更多理解的话，如果这一点能有所改变的话，你认为自己还会觉得出去闯闯，找找工作是个坏主意吗？

P：我不知道。

由于 Gold 先生的世界观似乎有点偏执，他可能并不适合接受短程心理治疗。换句话说，如果考虑到评估过程中基本的准入标准，治疗师可能不会把 Gold 先生视为一个适合短程动力取向心理治疗的候选人。

然而，如果把以上关系片段或这次治疗会谈作为例子，我们就能更了解我们是如何对后退性 W 进行转化的，并且借此看到在转化的同时，我们是如何对关系情境进行探索，从而最终找到先前隐藏着的前进性 W 的。即，W 是走出家门融入世界，RO 是别人的批评和嘲笑，而 RS 则是退缩和自我隔离。然而，正如这个例子所呈现的那样，仅仅把一个后退性希望转化成 RS 是不够的，治疗师还必须努力揭示出一个前进性 W。

在最后的这个不合适的后退性希望的例子中，Green 先生谈论了他的女友。

我跟我女朋友之间有问题。我们已经争吵过好多次了。我想让她允许我在性交前先让我把她绑起来用鞭子抽她。她不喜欢那样。我越来越对她感到沮丧和气恼了。所以，我常常会背叛她，去性虐俱乐部。

先抛开他的自我强度是否满足准入标准不谈，先不说他身上表现出的关于未升华的攻击性（unsublimated aggression）的证据，也先不谈他共情和关心他人的能力，就单看 Green 先生 CCRT 的组成部分，乍看之下，似乎是这样的：W 是在性活动时殴打和支配对方；RO 是抵抗和把他推开；而 RS 则是因为女友而感到气恼，然后从别人那获得满足。显然，对于这位病人来说，没有治疗师愿意努力将治疗目标设定为实现 Green 先生的希望，即帮助他成功地以虐待的方式来支配女友。在这个设想出的案例中，治疗师应该力图看看有没有可能将这一后退性希望重构成 RS。治疗师也许会试着构建出一个试探性的 W：跟别人接触并能够依赖别人；RO 则是：做出一些让他感到被拒绝的回应；而其所激发的 RS 则是：以不公平和蛮横的方式对待别人。*

总　　结

CCRT 法 BPP 的描述性目标是症状的缓解和有限却意义重大的性格改变。其动力学目标在于帮助病人实现她的希望。通常，病人会呈现出一个在关系中怎么做或被怎样对待的希望、欲望或打算，但是病人无法达成这些愿望，因为她害怕如果那样做了别人会以可怕的方式做出回应。在 CCRT 法短程心理治疗中，治疗师帮助病人实现她的希望。为了达到这一目的，治疗师会帮助病人审视并修通那些由移情扭曲或强迫性重复所造成的他人反应。对于一些病人来说，他们所预期或恐惧的他人反应其实是一种移情现象：他们对于别人可能以特定方式进行回应的恐惧源自他们早期的童年经历，被他们幼年跟父母互动的体验所污染了。他们觉得自己会像过去那样被对待，所以他们预期现在也会被那样对待。另一方面，有些病人实实在在地刺激别人像小时候他们的养育者那样对待他们，或专门挑选那些有潜力像小时候他们的养育者那样对待他们的人

---

*　细心的读者可能会发现，RO 常常与 RS 的情感部分相反。比如，RO 是拒绝，那么情感 RS 往往就是感到被拒绝。——译者注

来交往和互动。对于这类病人，RO 是一种强迫性重复。

　　无论是上述两种病人中的哪一种，治疗师需要帮助他们修通那些导致 RO 的移情扭曲或强迫性重复，从而增加他们实现 W 的能力。随着病人理解并修通了 RO，W 也就实现了，而 RS 也就不再需要了。

　　在本章中，我还对前进性希望和后退性希望做出了重要区分。前进性希望是成熟的希望，代表了适当的独立、适当的坚定、适当的成人行为。后退性希望则反映了不成熟的依赖倾向、不合适的攻击性、虐待和受虐的欲望。促进病人实现其后退性希望是具有反治疗性的。后退性希望应该被转化重构成一个自我反应，然后病人和治疗师再寻找那个成熟的未被说明的 W。

第五章

如何向病人呈现 CCRT

短程动力取向心理治疗的评估阶段对于整个治疗来说是至关重要的，因为，通过收集历史信息，评估精神状态（mental status），发展出一个描述性诊断，评估病人接受 BPP 的适合度，以及收集关系片段，治疗师就能够发展出一个准确的核心冲突关系主题。为了达成症状和人格这两个方面的变化和改善，极为重要的是，病人应该能够获得如下体验：对于导致她来见治疗师的那些担忧来说，这个 CCRT 是有意义的、切题的、有联系的，并且是一个在治疗中应该被理解和修通的重要领域。在听完她的 CCRT 之后，病人的反应应该是说些类似如下内容的话："这很有意思……我以前从来都没这么想过。是啊，真的挺说得通的。你能再说一遍吗？"如果病人回应说，"我不知道你在说什么，这完全说不通……不，不，我不这么看。我的看法跟你不一样。"那么就有麻烦了。如果一个 CCRT 焦点不能得到病人的高度认可，那么治疗就无法开始。对于这种临床上的挑战，我会在本章末尾说明该如何处理。通过 Gray 太太的临床案例，我要先阐述一下治疗师该向病人呈现 CCRT 的方式。

Gray 太太前来寻求治疗的原因是：自从两个月前她获得升职以后，她就开始出现紧张性头痛的症状，并且开始怀疑自己的工作能力。在评估阶段的早期，Grey 太太详述了如下关系片段。

我似乎怀疑自己是否能胜任这个新职位了。有一天开管理会议的时候，资深副总裁问我们有没有人对于缩短回应顾客请求的周期这件事有想法。我确实有些想法，但是不知怎么的，我就是没法站出来发言。我猜，我还是应该老老实实地扮演好一个新人应有的角色，还轮不到我说话的份儿。就算我说了，我的贡献也会被别人掩盖过去。所以我就什么都没说。最后我都开始怀疑自己想法的价值了，然后又对自己很生气，责备自己没有抓住发言的机会。

在听完了一系列关系片段之后，我得出了她的 CCRT：她的希望是站出来贡献自己的想法；她预期的他人反应是别人会故意忽视她的贡献；而她的自我反应则是保持沉默却对自己生气，感到紧张和自我怀疑。为了向 Gray 太太呈现她的 CCRT，并将其跟她的当前问题（presenting problem）*联系起来，我是这么说的：

你和我已经讨论了一系列你所经历过的困难。也谈了让你前来寻求帮助的你当前的悲伤和烦躁的心境。我们已经触碰到了许多事情。但是，你知道吗，有一个反复出现的主题让我印象非常深刻。并且，在我看来，这个主题对于你所持续感受到的悲伤和烦躁十分重要。我觉得这个主题跟你当前的心境是有联系的，甚至可以在某种程度上解释你为什么会感到如此悲伤和烦躁。

我是这么看的。似乎，你渴望在一段关系中说出你的成就和贡献。但是，你害怕就算你公开地讨论自己的贡献，你也不会得到承认，只会被忽略。所以，你最后退缩了，把你的想法藏起来不让别人知道，但同时却会生闷气，自我怀疑，感到紧张。

所以，我认为，那些愤怒、受伤和失望的感受在你心中无声地积累着，最终从某种程度上造成了你的烦躁、头痛和低自尊，也就是你前来寻求帮助的原因。在我看来，似乎这个主题恰恰就是你诸多困难的核

---

* "当前问题"这一翻译其实并不贴切，其英文术语presenting problem指的是病人在初始访谈中报告的前来求助的原因，也就是说"是什么让我现在前来寻求接受心理治疗"。当前问题是案例报告和个案概念化中至关重要的组成部分，通常紧跟在病人的"身份信息"，即identifying information，之后。——译者注

心所在。

　　对于我刚说的这些，你是怎么看的？

　　通常，病人会在听到他们的 CCRT 时被深深地吸引。他们会一下子觉得这个关于 CCRT 的描述是恰当的、贴切的、有意义的，用自体心理学的术语来说，是近体验的。这一点都不让人觉得惊讶。毕竟，CCRT 并非是抽象理论概念的拼凑，而是由病人在描述跟他人互动时自己所使用的语言和自己所表达的情感时产生的。CCRT 的美感和贴切度正是以上事实的折射。CCRT 只不过是病人生活中的互动经历，在过滤、浓缩、重组之后，再以一种有意义的、近体验的方式返还回去，呈现给病人而已。

　　为了测试这个 CCRT 在多大程度上准确而有意义地表述了病人的经历和体验，我通常会说，"你怎么看我刚才说的那些话？"她的回应不仅会指示出 CCRT 的正确度，还能让我知道病人的心理学头脑和悟性如何。通常，病人同意时所说的话跟 Gray 太太说的如下内容差不太多。

　　　　对。我以前从来没这么想过。因为某些原因，我似乎抑制着自己，不让自己发言。有道理。我最后觉得沮丧挫败。我不知道为什么我会这样做。似乎事情总是这样。

　　在听到了这种对于 CCRT 的积极的、接纳的回应之后，我开始为正式的 BPP 治疗阶段进行铺垫。

　　　　我认为，我们进行16次会谈的心理治疗去了解这一问题的根本和核心，会对你有所帮助。显然，你还有其他的顾虑和困难，但是我认为，这个主题绝对处于重中之重的位置，而且跟你的悲伤和烦恼极为相关。既然你正是因为悲伤和烦恼来的，那么我想我们应该把我们的全部精力都放在这个至关重要的焦点上面。

　　或者，我可能会这么说，其实意思差不多：

我们还讨论过你的一些其他的顾虑和问题，但是最让我印象深刻的还是刚才说的这个主题，因为它太过重要。我提议，你我见16次，把工作的焦点放在理解这个主题上。当然，你还有其他的主题和问题，但是在我看来，刚才说的那个主题是如此重要，以至于它值得我们投注全部的能量，去理解为什么你会抑制自己发言的冲动。我的希望是，最后，你会有能力跟别人分享你的成就和贡献，不太过于在意别人的想法和反应，也不会总是那么害怕自己被别人忽略。

这听起来怎么样？

在绝大多数临床情景下，病人会积极地接受这个 CCRT，认为它是贴切的和相关的，用肯定的方式回应如下："我的天，我还真没这么想过。但是这确实讲得通。我确实倾向于把自己头脑中的想法忍住不说……因为我似乎在担心冒犯或打扰别人。"

CCRT 之所以让病人觉得贴切，是因为它是治疗师从病人自己所提供的信息中得出来的。CCRT 并不是治疗师基于特定理论流派所得出的抽象概念。反之，CCRT 是把来自病人自己的话语和其中的信息用浓缩的方式反馈给病人，是一种对于病人身上反复出现的人际关系困难的共情性的贴切解读。它会让病人觉得这就是她关系冲突的核心，而这种关系冲突正是贯穿她一生的主题所在。

如何处理病人不同意 CCRT 的情况

病人几乎都会接受他们的 CCRT 概念化，因为 CCRT 的基础正是他们重复出现的核心的希望、恐惧和反应。然而，在个别情况下，会有病人拒绝 CCRT，说 CCRT 跟她不相干、不贴切。那么治疗师此时应该怎么办呢？

首先，治疗师应该思考一下，再确认一遍自己从病人的关系片段中得出 CCRT 的过程。如果治疗师十分确认他使用了本书所详述的标准化方法，那么，治疗师就应该像处理任何阻抗一样去应对病人的拒绝或疑虑：

去探索。举例来说，让我们假设，在评估给予（evaluation-giving）阶段（后文中我会详述这一阶段），我向一位男性病人给出了如下CCRT。

　　　　T：我认为，一个一直都很让你头疼、让你想努力解决的问题就是：你渴望跟一个女人保持亲密关系，并且在关系中你能够把你的怀疑和忧郁跟她分享。然而，你害怕如果你这么做了，她将会小看你，不再尊重你。于是，你不再敞开心扉，而是表现得很冷酷，可你内心里却感觉到空虚，感觉到跟她失去了联结。

　　　　P：不，完全不是这么回事。

　　　　T：什么地方不是这么回事？哪部分让你觉得不对？

　　　　P：你说我表现得很冷酷那部分就不对。我没有表现得冷酷。我觉得我所做的只是在某种程度上保持距离，或者说疏远。

　　　　T：所以你不觉得你在那些情景中表现得很冷酷？

　　　　P：不觉得。我觉得我是在保持距离，跟她离远一点，但不是冷酷。

　　　　T：那如果我稍微换个说法，是不是就准确了？比如我这样说：你真的很渴望在跟一位女性的关系中可以袒露出你的不安全感，可是你觉得她的反应可能是小瞧你，所以你会跟她拉远一些距离，然后感到空虚和失去了联结。这么说如何？

　　　　P：啊，对，经常出现的就是这个情况。

　　通过跟病人的探索，治疗师会了解CCRT的三个组成部分（W、RO和RS）中的哪个出了问题。紧接着，再通过倾听病人的改善意见，治疗师就能对CCRT进行修正，从而使其跟病人的内心体验更为契合。如果病人声称CCRT不合适或者没道理，那么此时治疗师的大原则就是：跟病人探索具体是哪个组成部分不对——是希望？他人反应？还是自我反应？在那些极少出现的病人不肯立即接受CCRT的情况下，这种探索的姿态将会帮助治疗师对CCRT进行修正，使其更加准确，更有意义，更加可被接受。

　　在个别情况下，这种对病人拒绝接受CCRT的阻抗进行探索的做法起不到什么正面效果。然而，即使如此，治疗师也能从这种互动中得到一些重要的临床信息，即，病人是否真的适合短程心理治疗——这一信息也许是在评估阶段被治疗师所忽略了的。为了说明这一点，让我们回到刚才那个例子中，看看事情的另一种发展方向。让我们假设，还是刚才的那位病人，对治疗师给出的 CCRT 表示彻底的拒绝。

> T：你说你不认为我刚才说的是你的一个核心问题？
>
> P：你说的完全不通。我就是觉得那些话跟我没什么关系。
>
> T：你觉得哪里不对呢？哪部分让你觉得没道理？
>
> P：全都没道理。
>
> T：比如哪部分？
>
> P：所有部分。根本就不是那么回事。

到此为止，治疗师已经尝试了对病人的阻抗进行大致总体的探索。因为没有起到作用，所以治疗师开始系统地对 CCRT 的三个组成部分分别进行探索，先从希望开始，看看哪里不对。

> T：让我们看看，是不是你能帮我理解一下我哪里总结得不对。我刚才讲的那些，其中一个是说，在我看来，在跟女性的关系中，你希望能够坦露分享你的那些个人问题。我这么说是因为你举过一个例子，有次你跟老板开了一个特别糟糕的会，然后就去接 Joan，你告诉我你想跟她聊聊这个会议有多难熬。记起来了吗？但是，然后，实际上，面对 Joan 的时候，你却没有谈论这次会议，而是在犹豫之后隐瞒了本来想说的事，因为你的想法是，她可能会在你说了之后觉得你懦弱。还记得吗？
>
> P：我不觉得事情是这样的。
>
> T：你跟我说过你想要告诉她你工作中遇到的问题，就在你们开车去饭馆的路上，但是最后你没说。不是吗？
>
> P：是……吧……
>
> T：然后你犹豫了，退缩了，因为你害怕她会把你看作懦夫。是吗？

P：是……吧……

T：但是，刚才我说，这种情况似乎对你来说挺常见的，你想要把自己生活中的困难分享给女性，但是担忧她会觉得你懦弱，结果你告诉我事情不是这样。

P：哦（变得沉默）。

T：发生了什么？你沉默了，似乎心思跑到别处了。

P：我不知道。我觉得就好像你在灌输你的想法，让我按你的意思说。就好像在审问一样。就好像我必须同意你的看法，必须跟你的看法一致。好像你在努力证明我是错的。好像我说的就不对。我不知道你为什么这样强迫我同意你的看法，让我认同你的观点。

　　尽管我也许已经在诊断检查（diagnostic work-up）中识别出了一个贴切准确的 CCRT，我却忽视了病人对于低水平防御机制的依赖，比如否认（denial）和投射，这类防御显示出了病人偏执的人格特征。我也没能准确地评估病人的心理学头脑和悟性的水平。相同的——或者至少是相似的，CCRT 可以存在于患有轻微人格障碍的病人或严重人格障碍的病人身上，但是那些患有严重人格障碍的病人，以及那些缺乏心理学头脑的病人是不适合接受 BPP 的。为了避免上述情境的发生，治疗师应该竭尽所能在评估过程中判断病人与 BPP 的契合度。在发展出 CCRT 的过程中，治疗师应该同时执行和完成诊断检查的工作。诊断检查包含如下内容：做出《精神障碍诊断与统计手册》（*Diagnostic and Statistical Manual of Mental Disorders, DSM*）的描述性诊断；对病人的自我功能和客体关系水平给出临床上的结论；从而判断病人是否适合接受短程动力取向心理治疗。*

---

* 病人不接受CCRT的原因还有另外一种可能，那就是：不接受治疗师提出的CCRT这件事本身就是病人CCRT或次级CCRT的一个活化。举例来说，如果病人的W是在生活中摆脱权威的控制从而进行自己独立的判断和决定，RO是被权威认为没有想法和被权威说教，RS是觉得气愤然后挑战质疑权威，那么此时病人不接受CCRT就不能被认为是其具有严重人格障碍或自我强度过低的证据，而是应该被作为一个活化进行讨论。——译者注

总　　结

为了让治疗取得成功，至关重要的是，治疗师需要在评估阶段之后且在正式治疗开始之前向病人呈现出她的 CCRT。治疗师要以某种标准化的方式呈现出自己对于病人 CCRT 的理解：通常，比较好的做法是，治疗师先说一些介绍性的话语作为后续具体 CCRT 的引子。

我们已经谈论了一系列你的问题和关注点。然而，其中似乎有一个意义重大的主题在反复地出现着。我是这么看的，当然我也很想知道你怎么看。在我看来，似乎你很渴望一段这样的关系……

然后，治疗师就向病人呈现出 CCRT，即描述病人的希望，她预期的或实际发生的他人反应，以及她后续的行为和感受。然后，为了强调自己对于病人 CCRT 的理解，治疗师可以这么说：

我知道我们也谈到了其他问题，但是刚刚所说的那个动力似乎一而再，再而三地发生在你的生活中，它看起来十分重要，而且似乎跟你在第一次见我时描述过的那种紧张性头痛关系密切（或任何其他病人所抱怨的当前的具体问题）。你是怎么看这件事的？

在大多数情况下，病人会积极主动地接纳这个 CCRT。而在那些病人质疑 CCRT 贴切程度的情景下，治疗师则需要再次检查他所得出的 CCRT。如果治疗师仍然认为 CCRT 是准确的，那么接下来就要像对待病人其他阻抗那样跟病人进行工作：去探索。也就是说，治疗师要努力理解和评估，CCRT 中的哪些地方在病人看来是不对的。如果这种总体粗略的探索不管用，那么治疗师就要分别对 CCRT 的每个组成部分进行详细的探索。治疗师的目标在于，去判断，是否把 CCRT 的三个组成部分中的一两个稍加修正之后，整个 CCRT 就会让病人觉得更为准确贴切。**只有在病人觉得治疗**

**师所呈现的 CCRT 是准确的和有意义的情况下，短程动力取向心理治疗才
能进行下去**。向病人呈现 CCRT，并且处理那些阻碍病人接纳 CCRT 的顾
虑和怀疑，这是社会化访谈中至关重要的任务。这一评估给予的治疗会
谈位于评估阶段之后，正式治疗开始之前。在本书的第二部分中，我将通
过 Benton 小姐的案例来详细地介绍社会化访谈的过程。

第六章

治疗的三个阶段

16次会谈的CCRT法短程心理动力取向疗法的目的在于：解除或缓解症状，以及带来一些有限却意义重大的人格改变。为了完成这两个目标，治疗师需要坚定不移地聚焦在病人通过关系片段所展现出的CCRT上。我们在前文已经讨论过，为了完成目标，我们需要帮助病人实现她的希望，不再需要用她那标志性的自我反应对事件进行回应。为此，病人需要修通她的那些隐藏在由移情所驱动的他人反应背后的童年经历，无论这个RO是移情扭曲还是强迫性重复。RO的修通能够将病人从习惯性的关系模式中解放出来，从而不再需要用以往典型的RS来抑制自己跟别人的互动。

在第三章中，我举了Brown女士的例子。她向我描述了她晚餐时跟男朋友Len之间的互动。她详细地说了她先是兴高采烈地跟Len分享了她对于新工作的想法，可是就在他朋友过来简短交谈之后，她变得意兴阑珊。从这个和其他相关的关系片段中，我总结出了Brown女士的模式：渴望在亲密关系中分享自己的梦想或担忧，但是害怕自己的成就或担心不会被别人放在心上，被别人当作不重要的事。对于Brown女士来说，治疗的作用就是帮助她修通和理解这些移情扭曲形式的恐惧。随着她理解并修通了这些移情扭曲，她变得愈发能够实现自己的希望了，即跟别人分享自己的成就而不必再"妄自菲薄"。

评估阶段之后，在社会化访谈（单次的评估给予的会谈）中，我向她以如下方式呈现了她的CCRT。

在我看来，你想要在关系中跟别人分享自己的成就，并得到别人的认可和欣赏。但是你害怕如果你这样做了，别人会小看或批评你，轻视你的成就。所以，你转而"妄自菲薄"，隐藏起自己的光芒，不再谈论自己的成功，可你最后感觉到的是被忽略、受伤、失望和暗自愤怒。我认为，你感受到的长期的怨恨和低自尊都跟这个问题有关。

在这次社会化访谈之后，我向她介绍了后面16次的正式治疗的安排，于是基于 CCRT 的 BPP 就要正式开始了。

第一阶段（第1—4次治疗会谈）：展示 CCRT 存在的普遍性

在跟 Brown 女士正式的 BPP 开始之后，我们需要用治疗的前4次会谈一遍又一遍地确认她 CCRT 的普遍性：在她当前跟朋友、同事、家人的关系中，在她对治疗师的移情中，以及在她曾经的跟兄弟姐妹、老师、同学及父母的关系中，这个 CCRT 是无处不在的。在整个治疗的这前四分之一的时间里，我们的目标是以一种真实的、有意义的、饱含情感的方式展现出 CCRT 对病人生活的影响力何其强大：她希望跟别人分享自己的成就并得到认可，而这一希望是如何被她潜意识层面对于别人轻视的恐惧所抑制的；她是如何自动地以犹豫和沉默的方式来进行回应的；以及她是如何为自己自动的行为付出代价的，即感到长期的怨恨、受伤、失望和自卑。

治疗师需要持续地、聚焦地指出病人 CCRT 的普遍性，为了说明如何才能做到这一点，让我们来看一看在 Brown 女士的第二次会谈中所发生的事，其中，她描述了一段她跟同事 Beth 之间的互动。

P：所以我和 Beth 就在讨论该由谁去做这次展示。我说应该让她去。

T：为什么？

P：她比我更有经验。

T：所以呢？

P：所以更有可能把展示做好啊。

T：你是说如果让她来做？

P：是啊。别人会被她展示的方式所吸引的。

T：那，如果你来做呢？

P：什么意思？

T：如果你去展示，别人会有什么反应（探索 RO）？

P：我不认为我能做得像她那么好。

T：在别人眼里？

P：是啊。我觉得别人会认为……我的展示很蠢。

T：你明白你正在说的是什么吗？

P：什么（困惑）？

T：这难道不正是我们曾经讨论过的模式吗？你害怕如果你努力表现自己，如果你尽力展示自己和自己的想法（她的 W），别人就会认为你和你的想法又蠢又没有价值（RO）。

P：啊！所以我闭口不言（RS）？天啊。又来了！我甚至都没意识到！

T：是的。有趣的是，你是怎么让自己陷在这个模式里但却对它毫无觉察的。

按照这种方式，在前4次正式治疗中，治疗师要花许多时间专注在鉴别病人日常生活中的关系模式上，然后还要一遍又一遍地跟她面质，让她意识到 CCRT 的强大力量和普遍性，及其对她生活所造成的影响。在这个过程中，治疗师帮助病人发展出一种意识层面的对于 CCRT 发生频率的觉知，从而让病人获得一定程度的对于 CCRT 的控制感。对于有些病人来说，这就是短程动力取向心理治疗能起到的全部效果了：让无意识的行为被意识到，也由此让病人获得一定程度的对其自身行为的控制感。即使病人最终都无法修通那些导致其 RO 的移情扭曲的根源，上述这种觉知和意识也足以让她获得跟自己不良人际模式进行战斗的决心和勇气，也足以减弱那些限制她希望（W）表达的抑制反应（RS）的力量。

第二阶段（第5—12次治疗会谈）：修通RO

对于大多数病人来说，治疗的主要作用和效力正是发生在这个中间阶段。在这一阶段，在被移情所驱动的RO背后的童年时期的根源得到了修通。

让我们来看看Brown女士第5次治疗会谈中的一段对话。请记住，她的行为是由她的恐惧所推动的，而她的恐惧则是：如果跟别人分享了自己的成就，就只可能招致别人的轻视。她回忆起了一段童年经历。

> P：我记得在第一天上学时，老师们给了我们一些塑料的小剪子，让我们把纸折起来然后剪出一些图案。你知道的，如果把纸折起来然后剪掉一些部分，再打开的时候就会变出一个大大的雪花的形状。我觉得我剪出来的雪花特别美丽。回家后，我冲到爸爸身边给他看我做的雪花。他正在接电话。我到现在都记得他在我举着雪花给他看时那种生气的样子，他直接把我推到一边去了。然后我就回到自己的房间，把那个雪花撕了。

此时，W看起来是：分享自己的成就从而得到父亲的表扬。她得到的反应则是：被嫌弃和忽略，被推开了。她RS的行为方面是：安静而受伤地退缩，通过毁掉雪花来把愤怒发泄到自己身上。这段童年记忆正是帮助Brown女士修通童年跟父亲的经历的起点。她后续生活中的人际问题，很大程度上是因为她将跟父亲的关系的模式移置到了其他所有的人际关系中，从而让她跟父亲的经历在成年后的人际关系中获得了重生。正如我将在本书第二部分中详述的那样，第二阶段中治疗的焦点在于，向病人进行释义，让她理解自己现今对于他人反应的预期是如何强烈地受到了她早年对于养育者所持的态度、感受和行为的影响。许多释义都是在向病人解释，她是如何无意识地、不适当地，将幼年对于父母的态度和行为在现今的人际关系中复活的。无论病人的 RO 是对于他人反应的预期还是真实发生的他人反应，其修通过程都是治疗中间阶段的重点。对于真实发生的强迫性重复式 RO 来说，治疗的焦点在于向病人释义，她童年的关系体验是如何迫使她要么选择那些表现得像早年养育者的人来交往，要么刺激别人做出早年养育者典型的行为反应的。*

活化和 RO

正如我在前文中界定的那样，活化是指，病人在无意识地将治疗师的行为解读为 RO 之后再无意识地表演出了她的 RS 或整个 CCRT。活化是在病人没有自我觉察的情况下发生的，所以要靠治疗师来对正在发生的活化进行识别、觉察和评论，从而治疗师和病人才能一起将这个活化理解为一个发生在此时此地的病人 CCRT 的例子。

让我来用实例说明一下。在治疗中的某个时刻，Brown 女士正在开心地向我描述着她是如何向她的主管 Barbara 分享了她关于改变工作程序以节省公司支出的想法的。向主管分享想法这件事，证明了她正在发生着改变，变得能够实现自己的希望了，这反映了她的治疗进行得很成功。就在她给我讲述她的成就的时候，我的秘书因为没有意识到我正在接待病人，把一通电话接进了我的办公室。我接了电话，解释说我正在跟病人一起工作，然后回到座位上，为这个意外向病人道了歉。让我把当时的情境倒回到电话打进之前。

---

* 细心的读者可能会发现，本书对于移情扭曲所给出的举例和讲解比对于强迫性重复多不少，就连第二部分的案例都只涉及移情扭曲。译者拙见，在理论和实践中，我们会发现对强迫性重复的修通工作所需的时间、技术、理论功底通常超过移情扭曲。首先是因为强迫性重复背后的童年累积性创伤往往更严重；其次是强迫性重复的修通需要治疗师帮助病人找到她选择交往对象的倾向和在交往中刺激对方反应的先发行为；再次是病人采取的先发行为很可能包含多种成因，它可能是早年为了适应养育者而形成的适应不良行为模式，可能是对养育者的认同，可能是对其他内心冲突或自恋受损的防御，还可能是严重创伤的后果，等等。——译者注

P：反正不管怎样，我跟主管 Barbara 说了我的想法，告诉她如果我们能把公司的管理权限分散一些，让每个部门的经理承担一些责任，那么每个部门就都会多一些主人翁精神，对整个公司有更多认同感和归属感。我认为，告诉她我的想法是一种冒险，因为她以前在公司的管理集权上投入过许多精力和时间。但是我相信我的想法是可行的，是值得冒险一试的！所以无论如何我跟她说了，然后……（电话响起）

T：呃，实在抱歉。稍等，我看看是怎么回事。（接起电话）不，我正在与别人会面。我现在不方便接电话，半小时后再跟你说。（回到病人这边）抱歉，不该出现这种情况的。你刚说到哪了？

P：说到工作上的一些事（沉默）。

T：继续。

P：好（停顿）……我想想……（沉默）

T：你刚告诉我你跟 Barbara 分享了你的一个想法。

P：是啊……（沉默）

最初，我没有觉察到一个活化正在我与病人之间发生着，所以我还在努力帮助病人，鼓励她回到刚才对于跟 Barbara 互动的描述中。但是，这样做的时候我却忽视了一个正在我与病人之间展开的活化。随着我继续对她的沉默和退缩进行思考，我开始怀疑是不是她的态度恰恰反映出了她的特征性 RS，即，在把我接电话的行为体验为一个 RO 之后，关闭自己，感到受伤。也就是说，她认为我接电话（RO）代表了我对她缺乏兴趣，而考虑到她的 W 是得到我对她新展现出的能力的认可，表扬她向主管分享自己想法的这个行为，她随后的沉默（RS）正是对我接电话这一行为所做出的回应。在这一假设的支配下，我接着问她。

T：发生了什么事？你刚才正讲到半截，电话响了，我接了一下，然后现在你看起来不太想说话了。

P：呃……不知道……我就是……有点没兴致了。刚说的那事好像没那么重要了。

T：我认为刚刚发生的事恰恰就是我们一直在讨论的情况。我觉得你的沉默和退缩（在此治疗师评论了她的 RS）是由于你觉得我对打电话过来的那个人比对你和你的想法更感兴趣（RO）。这岂不正是我们一直聚焦讨论的你的模式吗？现在我们看到了，这个模式在我们之间就这么自然而然地发生了。

P：果然！是这么回事！

T：能再多说几句吗？

P：这情况在我身上又发生了。电话响的时候，我想知道为什么会有人打进来，是不是你正在等着别人的电话。

T：电话响时，你觉得我对你的兴趣消失了。于是你用退缩的方式回应了我，就像我们以前讨论的那样。

P：对的。刚才发生的正是我们所一直讨论的模式。

T：这是可以理解的。在我们的工作中，你希望我关注你，把注意力放在你身上（W：在关系中她希望自己得到认可，自己的成就被人承认），但是在我接电话的时候，你觉得我对你失去了兴趣（RO：忽视、轻视、批评），然后你的反应就是沉默和疏离（RS）。

P：就是这么回事！

在这段情境中，治疗师聚焦在活化事件，通过对其进行评论，使其转变为一个虽然发生在治疗过程中，但却可以被探索和理解的人际互动。因为活化是发生在当下的，所以它们充满了情感，也会对病人格外具有意义。

第三阶段（第 13—16 次治疗会谈）：结束

在 BPP 中，治疗师应该始终想着治疗结束这件事。通常，病人会在第 8 次会谈（也就是治疗过程的中间点）之前就隐晦地谈及结束。而在大多情况下，病人则会在第 10 或第 11 次会谈之前就较为正式且直接地谈及结束。如果病人到第 12 次会谈都还没提到过结束，那么治疗师就一定要对此进行评论，说些类似下述的话："我注意到你从来都没提到过我们工作的结束，可我们在今天之后就还只能再见4次了。"

　　无论治疗师是否进行提示，病人通常都会在第13次会谈左右开始谈论她对于治疗结束的担忧和恐惧。常见的主题大多跟丧失、抛弃、分离，以及对于治疗所取得的成效是否会持久存在的担心有关。而且，结束还常常会促进病人对于其CCRT的觉察，或激发出无意识的活化。因此，结束其实是在为CCRT的修通提供"第二次机会"。

　　在Brown女士的案例中，我注意到她在第11和第12次会谈中迟到了，而且似乎说话越来越少。在对此进行探索之后，我们发现，预期中的结束在她的体验中就像我对她失去了兴趣，就像我对那位要顶替她时段的新病人的兴趣越来越浓厚（RO）一样。所以，遵循着她那标志性的RS，她在强烈的动力之下关闭自己的心门，而这反映在行动上就变成迟到和说话越来越少。在临近结束的过程中，在探索结束对她的意义的过程中，我们获得了回顾和再次理解她CCRT的机会。

　　病人基本上会以两种方式对结束进行反应：要么将其体验为一种总体上的抛弃、丧失和哀悼（mourning）的感受；要么以其CCRT中的部分模式进行应对。所有病人都会在某种程度上有第一种反应，无论抛弃是否是他们CCRT中的一部分。对于那些以标志性的CCRT对结束进行反应的病人们来说，治疗师在结束过程中的表现就像他们CCRT中的RO。尽管许多病人会在意识层面理解并接受16次的治疗时限，但是他们还是会无意识地将结束体验为一种来自治疗师的RO并从而以自身特征性的RS进行反应。举例来说，如果一位病人的RO是担心别人会因为自己的W而气愤，那么她就可能会害怕，觉得治疗师是因为对她生气才要结束治疗的。治疗师需要对结束阶段中病人在心境、态度、行为上的变化（RS）保持警觉，从而获得最后一次让病人回顾和再次修通自身RO和RS的机会。

关于 CCRT 的常见提问及其解答

　　我和我的同事们已经以课程和工作坊的形式进行 CCRT 法短程动力取向心理治疗的教学许多年了。在此过程中，我们反复地听到了一些关于此种疗法的提问。在本书中，我们会在本章和其他章节的末尾呈现出这类常见的问题和我们的解答。

　　提问：所有这些 CCRT 听起来都是一样的。病人的希望总是坚定地表达自己，说出自己的想法，被尊敬；病人总是害怕或真的在别人的压制下不敢发声，或被别人贬低；而病人的回应总是退缩，闭口不言，感到心烦和难过。难道真的能"以不变应万变"吗？

　　回答：答案是"既是又不是"。我先来说说是的部分。CCRT 在最初时看起来彼此相似这并不令人惊讶。从经典精神分析的角度讲，我们所有人都必须解决那些围绕着口欲期、肛欲期、俄狄浦斯期的冲突。从客体关系的观点来看，我们所有人也都必须成功地完成跟我们的养育者分离的任务。我们必须发展出客体恒常性，从而才能将自身体验为一个既跟重要客体分离，却又跟他们联结且彼此关心的个体。在自体心理学的视角中，我们所有人也都会在重要的发展阶段中需要得到一系列足够量的自体客体回应，而为了"维持"这种自体客体功能，这种需要会在我们的一生中自始至终地存在。

　　因此，许多人**最初的** CCRT 具有相似的特征也就不足为怪了。Luborsky 及其同事（Barber, Crits-Christoph, Luborsky, 1997）在一个杰出的研究项目中，将大量临床实践中得到的 CCRT 提炼成了八个核心 CCRT。你总是能从这八个"现成的"CCRT 中找到一个，来准确地代替任何一个从指定病人的 RE 中"量身打造"的 CCRT。

　　那这是不是就意味着所有的 CCRT 都一样呢？不见得。我们每个人都会面临着相同的发展性心理任务，所以 CCRT 的总体数量在理论上就是有限的，所以不同的病人在最初呈现出极为相似的 CCRT 也就没什么不正常了。然而，随着我们深入地了解每位病人，他们每个人的 CCRT 就会变得独特，变得高度个性化，从而逐渐能够反映出他们各自独特的人生体验。

在某种程度上讲，病人在正式治疗开始之前所呈现给治疗师的 CCRT 可以被比作 11 月的树木。通常，11 月的树木看起来或多或少是彼此相似的，它们有着细长的光秃秃的树枝，而那些树枝都朝向天空。但是，随着治疗的推进，随着治疗师对于面前这位独特的病人了解得越来越多，随着治疗师听到了越来越多的关于她的独特的背景信息，她的 CCRT——尽管仍然在基本结构上保持不变——却逐渐变得越发个性化，越发有质感，越发丰富细腻。此时，他们的 CCRT 就更像是 10 月的树木了：有些长着宽大的洋红色叶子，有些被装扮着细长的明黄色叶子，而有些则被包裹成了亮橙色。它们都是彼此不同的，千差万别的。随着我们对病人和他们的CCRT 了解得越来越多，他们的 CCRT 也会像 10 月的树木一样参差多态。

提问：如果治疗师在评估之后从一系列关系片段中得出了一个 CCRT 并将它呈现给病人，可病人却回应说："不，完全不是那么回事。我根本不知道你在说什么。"那此时治疗师该怎么办呢？

回答：CCRT 法个案概念化的优美之处正在于，病人几乎全部都会接受他们的 CCRT，因为这些 CCRT 都是从他们自己的话语和经历中提炼出来的，也都是以一种共情性的方式反馈给他们的。正如我在第五章中所详述的那样，在罕见的情况下，病人确实会拒绝 CCRT，而此时治疗师首先应该检查一下自己得出 CCRT 的方法，确保这一过程是精准无误的。一旦 CCRT 的准确性得到了确认，治疗师就应该跟病人探索，究竟 CCRT 中的哪个部分让她觉得说不通，是希望、他人反应还是自我反应？这种探索总是会导致 CCRT 三个组成部分中其中一个的微小修正，从而使其更加符合治疗师的理解，且更能被病人所接受。

提问：如果病人同意了治疗师提出的 CCRT，认可了它是自身的一个重大心理问题，可是在治疗开始以后，这个 CCRT 又被发现是"错误的"，

那该怎么办？

回答：再一次，如果治疗师已经小心谨慎地扫描过了一定量的关系片段；分别抽取出了 W、RO 和 RS；再从中归纳出一套总体的综合的 W、RO 和 RS，那么最后所得出的 CCRT 通常是会被接受的，并且会在整个治疗过程中保持不变。

然而，有的病人确实会有不止一个 CCRT。正如我强调过的那样，治疗师所选择去聚焦工作的 CCRT 是那个发生频率最高，看起来最贴近病人意识层面，且看起来跟病人的当前问题最为贴切的。在罕见的情况下，治疗开始后，某个"次级"CCRT——那个因为不符合上文标准而没被选中的——反而会占据主要地位。如果这个更为精准的 CCRT 无法被嵌入原有的主要 CCRT 中，那么治疗师就应该提出转向新的 CCRT 焦点的想法，探索一下病人对此的反应。下文是我常用的进行焦点转换的说法。

> T：你知道，在开始的时候，我俩都相信，你的核心问题是这样的，你希望在感觉到被粗鲁地对待时站出来坚定地为自己说话，但是你害怕你的行为会招致对方猛烈的反击。因此，你选择了放下自尊并保持沉默。
>
> 但是，在我们前几次会谈之后，情况在我看来似乎有所变化。你越来越多地谈到了自己想要跟别人在关系中保持亲近的希望，你害怕如果这样做了别人会发现你不符合他们的期待，觉得你是个骗子，所以你的做法就是保持距离，不允许自己跟别人靠得太近。我认为我们现在应该好好看看这个模式：为什么你会认为别人会把你看作骗子。你看，我认为正是这个想法让你在关系中后退，而事实上你想做的反而是跟别人靠得更近。
>
> 所以，尽管我们已经工作了3次了，我认为现在我们还是应该重新开始，用16次的治疗会谈去看看这个新模式。你觉得呢？

不过，我还是要强调一下，这种需要进行 CCRT 转换的情况是极少发生的。

　　提问：为什么这种 CCRT 法短程动力取向心理治疗会显得有些机械化和公式化？

　　回答：在实际的临床工作中不是这样的。在进行评估的过程中跟病人发展出 CCRT，这是一个动态的、流动的、主动的过程。以 CCRT 法进行 BPP 的临床实践本身也是一个主动而动态的过程，就像实施其他的心理动力学治疗一样。然而，出于教学的目的，在本书中，我则是努力地将 CCRT 的发展过程打碎成一些模式化和结构化的步骤。

　　我这样做是出于如下具体目的：心理治疗的成功依仗的是治疗师得出一个准确的、贴切的、有意义的 CCRT 的能力。在评估阶段，也就是 16 次的正式治疗开始之前，CCRT 焦点的得出可能是整个 CCRT 法 BPP 中最为重要的部分。为此，我对于临床实践中 CCRT 发展得出的步骤进行了强调。另外，对于许多心理治疗师来说，CCRT 焦点的发展需要的是一种全新迥异的方法。对于大多数有经验的治疗师来说，因为他们都已经发展出了一套独特的对于病人问题进行个案概念化的个人风格，所以 CCRT 焦点的发展就变得尤其具有挑战性。因此，这就需要治疗师放下自己所惯常使用的个人风格，也只有这样才能学会得出 CCRT 的方法。

　　正如我会在后续章节中说明的那样，尽管 CCRT 法短程动力取向心理疗法本身脱胎于经典的客体关系和自体客体理论，然而从关系片段中**得出** CCRT 的技术却是治疗师所需要学习的新技能。在许多层面上，CCRT 的产生需要那些有经验的治疗师把他们惯常使用的个案概念化的方法搁置一旁。事实上，心理动力学的知识反而会干扰 CCRT 的产生。CCRT 的形成不需要任何心理动力学方面的知识，在治疗中凭借 CCRT 进行干预时才需要。

　　不仅如此，如果不能在治疗正式开始之前得出一个精准的 CCRT，那么整个治疗都会有麻烦，都会出问题。对于成功的治疗来说重要的是获得一个近体验的 CCRT，而且让它能够被病人在评估给予的阶段所接受。由于上述原因，我在本书中尽量有条理地详细描述了 CCRT 产生的各个步骤，为的是让读者获得一个非常清晰的理解。这种对于清晰度和详细度的追求所造成的代价在于，得出 CCRT 的过程会在最初显得比较机械化和公式化。然而，一旦你学会了这种方法，真正实施治疗的过程（正如本书第二部分所呈现的那样）则将会是流畅的、动态的和主动的。

提问：当你在跟病人谈论她的 CCRT 时，你会使用 CCRT 这一术语吗？

回答：不会。在我跟病人交流时，我不会使用 CCRT 或核心冲突关系主题这些术语。只有当我在对病人的问题进行思考时，在跟同事谈论心理治疗的方法时，或在撰写有关这一疗法模型的文献时，我才会用这些术语。正如我已经详述的那样，对于病人，我只会说些类似"你我已经谈论了许多事情，但是有个主题似乎反反复复地一再出现。我是这么看的……"的话。然后，我会说在我看来病人的需要是什么，她是如何体验别人的回应的，以及她随后又做了什么和感觉到了什么。

总　　结

在第一阶段（第1—4次治疗会谈），治疗师的目标是帮助 Brown 女士意识到她的行为如何频繁地受到了她 CCRT 的影响。在此阶段，治疗师聚焦于诸多关系片段，从而向 Brown 女士说明她模式的普遍存在性：她会把自己的成就藏在心里，因为担心别人会觉得这些成就是愚蠢和微不足道的，结果，她倾向于让自己跟别人在关系中保持距离，却感受到了失望和别人的忽视。

在第二阶段（第5—12次治疗会谈），治疗师帮助 Brown 女士回溯她的早期经历，从而让她了解到自己在现今生活中的担忧与她和那位轻视她的父亲之间关系的联系。随着 Brown 女士逐渐理解并修通了这段扭曲着她现今体验的早期关系，她变得越发能够跟别人分享自己的成就了。

在结束阶段（第13—16次治疗会谈），当 Brown 女士感受到治疗师越来越对她失去兴趣时，她获得了"第二次机会"来回顾她的 CCRT。16次会谈治疗的效果是：Brown 女士明显地不再那么受到其移情扭曲的困扰了，不太再会错误地认为别人在轻视她了，从而更能自由地向别人分享她所取得的成就了。

第二部分

CCRT法短程动力取向
心理治疗的实践：一个案例研究

引言

　　遵循着我在本书第一部分中所描述的那些关于 CCRT 法短程动力取向心理治疗的原则，在第二部分中，我将会详细地描述 Ruth Benton 小姐的整个疗程。按照治疗师与 Benton 小姐之间临床互动的不同阶段，我将这一部分分成了如下章节：评估过程、社会化访谈、正式治疗。而正式治疗又被进一步地分成了开始阶段（第 1—4 次会谈）、中间阶段（第 5—12 次会谈）、结束阶段（第 13—16 次会谈）。

　　在第七章中，我通过传统的历史信息收集和诊断的方式阐释了评估过程的样貌。按照我在本书第一部分中的描述，我着重强调了为 Benton 小姐记录关系片段和得出精准且贴切的 CCRT 的过程。也就是说，在评估阶段，我实施了我所惯常使用的个人历史采集、精神状态检查和 *DSM* 诊断。在这一标准化的程序中，我向 Benton 小姐询问了她前来见我的原因；探索了她诸如抑郁、焦虑、惊恐症状之类的主观体验；寻找了可能的促发事件（precipitant）＊。我较为宽泛地询问了任何她以前有过的心理问题，但尤其关注了那些跟她当前体验相似的困境。我询问了她曾经跟父母的关系和她父母之间的关系，还询问了她的家族心理问题病史。对于发展史（developmental history），我搜寻了任何关于分离困难的证据，评估了她跟同伴的关系，从而了解了她的独立性、自主性、成熟性和攻击性。就精神状态检查而言，我通过提问来评估她的感官体验（sensory experience）、心境（mood）和认知能力。我运用所有这些信息做出基于

＊ 促发事件是指发生在近期的直接导致或加剧了病人痛苦和症状的重要事件。——译者注

DSM（American Psychiatric Association, 1994）的诊断。在实施标准化的历史信息采集和精神状态检查的同时，我积极主动地倾听着 Benton 小姐提到的关系片段，然后一边交谈一边把它们逐字逐句地记录下来。在每次治疗会谈之后，我会从这些关系片段中分别抽取出一两个或全部的三个组成部分：希望、他人反应、自我反应。

在第八章中，我会进行**社会化访谈**，也就是那个在评估过程结束后和正式治疗开始前的单次会谈。其中，我会向 Benton 小姐呈现出她的CCRT，并且评估她对此的反应。在这一社会化访谈中，治疗师也要向病人描绘短程动力取向心理治疗的框架和特点，包括向 Benton 小姐告知16次的治疗时限，具体指出第一次和最后一次治疗会谈的日期，介绍一下病人在治疗中的任务，总结一下治疗师在治疗中将有的功能和作为，再探索一下 Benton 小姐对于这种治疗形式有没有什么疑问或顾虑。

在第九至十一章中，我会详细地呈现出 Benton 小姐治疗的情境和过程。第九章是对于治疗第一阶段的详述：向 Benton 小姐展示出她 CCRT 的普遍存在性，也就是让她知道这个 CCRT 会频繁地出现在她每天的人际互动中。第十章写的是，Benton 小姐和治疗师是如何修通那些造成她现今移情性 RO 的早年生活经历的。在第十一章，我阐释了第三阶段，即结束这一话题是如何被提出的，如何被她的 CCRT 所渲染和扭曲的，以及这一阶段是如何让 Benton 小姐有第二次机会来回顾她的 CCRT 的。

我之所以在后文中选择 Benton 小姐的案例，是因为她是在我写作本书第二部分时所遇到的最为合适的病人。在得到了她的许可之后，我为每次会谈都进行了录音，然后把这些音频转录成文字稿。不仅如此，在每次会谈结束后，我还会立刻写一份一页纸的总结。每次会谈后，借助这份总结，我都会分析那份 25 页的逐字稿，从而准确地捕捉那些我和病人之间的互动和交流。为了能够公开这些对话且保护 Benton 小姐的隐私，我会尽可能地更改那些身份信息，同时又不会造成意义和内容上的改变。

在治疗 Benton 小姐的过程中，我尽量地持续关注着那些自己身上产生的经典反移情或整体反移情，以及那种跟写作本书有关的独特的"出版"反移情。如果把最后这种反移情翻译成 CCRT 的三个组成部分，它们会是这样的：我的希望是借由 Benton 小姐的案例写就一本优秀的教材，但是我害怕她在治疗中的所言所行会毁掉这部本可以成功的书，所以我持续地跟自己的冲动对抗着，因为我总有冲动避免探索那些虽然有意义，但却有可能会损害我作为一位治疗师的水平和能力的内容。我希望我成功地克制和容纳了自己的 RS。

在我准备撰写本书的时候，我回顾了 Benton 小姐的案例，我注意到自己的运气很好，因为我遇到了一位动机强烈且很有心理学头脑的病人，她在治疗中的成长和改变比我预想的要快，受益也比我预期的更大。正如我将会详述的那样，Benton 小姐在第一阶段中进展迅速，没花多少时间地确认了她 CCRT 的普遍性和频繁性。* 因此，她很快就完成了第一阶段，转而开始聚焦在她的那些早年经历上，理解和修通这些导致她移情性 RO 的早年关系体验。

在进行个人历史信息采集和实施精神状态检查的评估过程中，我聆听并逐字逐句地记录下了所有她谈及的关系片段。每次会谈结束，我都会从每个关系片段中梳理出尽可能多的 W、RO 和 RS。然后，我会纵览所有这些 W、RO 和 RS，从而抽取出一套总体概括性的 W、RO 和 RS，就像我在本书第一部分中所详述的那样。于是我得到了两个 CCRT。最终，我从中选择了那个出现更为频繁，更加贴近 Benton 小姐的意识和自我觉察，且跟她前来接受治疗时的当前问题联系更为紧密的 CCRT。

下面这段话描绘的正是我最终在单次的社会化访谈中向 Benton 小姐呈现她 CCRT 时的情境（请注意，括号内的注释并不会对病人说，其旨在让读者获得更为清晰的理解）。

---

* 相信有些读者会跟我一样对 Benton 小姐的案例有所怀疑。Benton 小姐在治疗中的进展神速丝毫不令人惊讶，因为她的 CCRT 注定了她会表现得像一个最完美的来访者。而且，即便在治疗结束时，她想要接受长程治疗的希望也没有实现。从最悲观的角度讲，整个治疗过程是 Benton 小姐和治疗师的一次共谋，也就是她的 CCRT 与治疗师的"出版"反移情契合了。不过，这并不妨碍这个案例优秀的教学演示作用。——译者注

你我已经谈过了许多不同的问题。然而，有一个反复出现的主题却让我印象尤其深刻。我是这么理解这个主题的。在我看来，你想要在关系中可以说出自己的需要，并且希望这些需要得到满足和实现（W），但是你害怕如果这样做了，别人会受到伤害或变得愤怒（RO），所以你把自己的希望留在了心中，而是去做那些你觉得别人想要你做的事（行为 RS），但是最后你会感到沮丧和失落（情感 RS）。我认为，这一动力在一定程度上解释了为什么你会经常说自己把别人的需求放在第一位然后觉得特别厌倦，为什么你总是因为自己的需求从来得不到满足而感到沮丧（当前主诉）。

这就是我向 Benton 小姐呈现 CCRT 以及将其跟她的当前主诉（entrance complaint）*联系在一起的方法。 在第九章中，我会详细地描述我是怎么向她呈现出她日常生活人际互动中那无处不在的 CCRT 的。其中，在头一两次治疗会谈里，我会以完全相同的顺序向她叙述她的 CCRT。举例来说，我可能会说：

> 这听起来很耳熟，不是吗？你想要告诉那位年轻的女销售，让她知道你因为等待太久，所以感到很不满。但是，因为她看起来很年轻，很没有经验，所以你担心自己会伤害她的感受。所以你是怎么做的？你什么都没做，你表现得很有礼貌，掩盖住了自己的情感，最后却觉得头疼欲裂。

在治疗的开始阶段，我呈现 CCRT 三个组成部分的顺序和方式会跟我在社会化访谈中所做的完全一致：先是希望，然后是他人反应，再就是自我反应。在正式治疗的前几次中，我会维持这种顺序，从而让 Benton 小姐熟悉她的 CCRT，了解到它出现的频率有多高。

然而，随着治疗过程的推进，我会将 CCRT 中的 W、RO 和 RS 按照

---

* 当前问题和当前主诉意思相同。——译者注

不同的顺序进行表述。举例来说，我或许会说：

> 你注意到自己刚才的描述了吗？你退缩了，关闭了自己，做了你觉得他想要你做的事（RS），因为你担心如果你说你不想看那部电影的话（W）他会生气（RO）。

这里的顺序是 RS、RO、W，可是 CCRT 所传递的信息和内容却仍然没变。在其他的时候，我也许会在治疗中这样说：

> 你说她（Benton 小姐正在对话的那个人）看起来很失望？好吧，这是我们以前讨论过的情形。你认为她看似受到了伤害（RO），因为你说你需要在家里继续完成计划书（W）所以不能开车送她。所以你然后怎么做了呢？你改了主意，不再坚持，勉强自己把她送回家了（行为RS），这么做让你最后感到非常沮丧，因为完成不了计划书而产生被坑了的感觉（情感 RS）。

在上文中，我呈现 CCRT 的顺序是 RO、W、RS，当然其实质内容并没有变化。

有时，在正式治疗的前几次里，我呈现 CCRT 三个组成部分的顺序会跟 Benton 小姐在讲述关系片段时所用的顺序相呼应。这种呼应和一致可以让她更容易接受我的评论。而在治疗的晚些时候，我则会变换组成部分的呈现顺序，让她更加清楚这种基础的 CCRT 会以看似不同的方式出现在她的生活中。我变换呈现顺序的另一个原因在于，如果我总是以W-RO-RS 的固定方式呈现 CCRT，它就会显得生硬教条，全无情感，而这会容易导致病人变得理智化（intellectualize）＊或拒绝接受。通过以不同的方式和顺序对三个组成部分进行呈现，病人会对治疗师的干预觉得不那

＊ 理智化是一种神经症水平的自我防御机制，指的是个体使用过度抽象理性的方式进行理解从而回避了那些与之相伴的痛苦感受。在精神分析的理论中，来访者以理智化对自己的问题进行理解是具有反治疗效果的，是会阻碍修通的。——译者注

么枯燥，觉得更包含情感，更具有意义，从而也就降低了病人进行拒绝、防御、理智化的可能性和程度。

第七章

评估过程：在收集个人历史信息和实施精神状态检查的同时捕捉关系片段

"Benton 小姐？我是 Book 博士。请进。"

她走进了我的办公室，坐在了一把有着墨绿色扶手的椅子上，扫视了一下房间，然后朝我试探性地笑了一笑。Ruth Benton 已经快 40 岁了，是一位充满魅力且打扮时尚的女性。我觉得她的表现有点不自然，她好像有种想要取悦我的紧迫感。我对她说，"我想问你几个很基本的问题，让我能对你有个大概的了解。"Benton 小姐回答了我的问题，告诉我说她今年 39 岁，结婚 18 年了，丈夫今年 45 岁，叫 Brad，是个城市规划师，他们现在住在市郊，有两个孩子，大的 16 岁叫 Roberta，小的 14 岁叫 Neil。她出生在芝加哥并在那里接受教育，20 岁大专毕业，获得了艺术史的学位。她 21 岁结婚，23 时生了 Roberta，25 时生了 Neil。

我继续问道："跟我说说你为什么会来。"

"我厌倦了总要把别人的需要放在首位的生活。我似乎从来都没得到过自己想要的，我受不了了。"

"这样已经有多长时间了？"

"我一生都如此。"她回答道。

"那，能帮我理解一下是什么让你现在决定来寻求帮助吗？"

"哦，"她回答说，身子向前倾着，"那是因为我的家庭医生向我指出，说我太过卷入我孩子们的事情了，关心不到自己。他觉得我应该找人谈谈这件事，然后就把我推荐到你这了。"

"那你是怎么看的呢？"

"那，如果他是这么认为的，如果他觉得我应该找人谈谈，我就做呗。"

"就因为他这样想？"

"是啊。"

"那你是怎么想的呢？"

"如果 Yellowstone 医生认为这是个好主意，我就会完全同意。"

我点了点头，回应道："我注意到，你似乎在把自己描述成一个倾向于遵循别人意见，按照别人的需要去做的人。是这样吗？"

"哦，对啊！"她很快回应道。"我觉得我总是这个样子。当我还是个孩子时，我会做任何父母让我做的事，只要那可以让他们停止吵架。我恨那些尖叫和暴力。我爸爸过去常常打我妈妈。他特别暴力。他总是向妈妈大吼大叫。"

我被 Benton 小姐的悟性震撼了。她似乎觉察到了自己习惯服从别人的倾向，并且能够意识到这是一个在她生命中一直存在着的问题，然后已经开始把这种倾向与她的童年经历联系起来了，看到了那些经历如何造就了她如今的顺从。

"再多跟我说说那些记忆吧。"我鼓励她说。

"好吧。我能回忆起小时候，半夜会被他们的争吵、尖叫甚至打斗吵醒。我会闭上双眼，努力不去听那些声音。我真的吓坏了。我知道，在父亲面前，我会尽力表现得特别乖、特别懂事。他打我妈妈，所以我觉得如果我努力表现得很好，他就不会打我了。确实他们也没打过我。"

我继续聆听着 Benton 小姐对于她幼年时家庭暴力的描述。她所叙述的这些内容及其与她当前主诉背后动力之间的联系都是十分重要的。然而，我也意识到了，到此为止，她还没有描述过任何一个关系片段。到此为止，她描述了家里发生的事情，但是却没有描述过她跟父母或兄弟姐妹之间的互动。

我要再次强调，到此为止，在这个访谈过程中，我所进行的评估跟我在进行长程心理治疗或者非 CCRT 法短程疗法中所做的没有任何区别。我评估的重点是询问她此时前来接受治疗的原因。在倾听她谈话的时候，我会寻找那些焦虑、抑郁和精神障碍方面的症状，我还会探索那些诱病（predisposing）事件、促发（precipitating）事件和维持（perpetuating）事件*。我还会对病人每天生活的方式感兴趣，再就是关注她的那些症状是如何影响了她的职业、家庭和社交生活的。此后，我从这些有关当前情况的信息转向了她过去曾有过的心理问题，以及她的家庭心理疾病史。我会向病人询问她的疾病历史，包括饮酒和其他物质滥用一类的情况。然后，我会询问她跟父母的关系，以及跟其他养育者和兄弟姐妹的关系。再然后，我会转向她的发展史，尤其关注那些早年记忆、分离困难、儿童神经症的特征（childhood neurotic trait）、性经历、对于兄弟姐妹出生的适应情况、上学第一天的情形、学业成就、跟同伴和老师的关系，以及跟离开家庭有关的问题。最后，我会进行精神状态检查，聚焦在她的行为、思维、情感和认知能力方面，我既会观察那些自发地浮现在访谈过程中的迹象，也会通过具体问题进行询问。通过这些信息，我将做出 DSM 诊断。在收集这些信息的同时，我会注意病人跟我建立关系的方式，注意她会说些什么而又不说什么，注意她的防御功能等级，注意那些她特有的重复出现的主题，以及注意病人将困境中的自己视为主动行动者而不只是受害者的能力。

　　除了评估她的焦虑和悲伤，我还会努力地将 Benton 小姐当前意识层面的担忧与她的童年经历建立联系，当然前提是在这些可以进行联系的经历自发地浮现出来的时候。也就是说，我会尝试指出她当前跟子女的过分卷入和顺从可能跟她提到的那些儿时记忆之间有联系。Benton 小姐告诉我，她的童年就像是在"战场"里度过的：害怕，容易受到攻击，无助，幻想着自己该做些什么才能让父母不再进行战争。我开始认识到，她的顺从正是从这种环境中发展出来的，而且，她的那种对于停战的需要也有

---

* 诱病事件是指病患的环境、生理、心理、社会因素中的那些对于疾病发作有贡献的长期存在的不利因素，如抽烟、单身、偏执等；促发事件指的是最终将这些诱病因素沉淀成疾病的近期事件；而维持事件则是那些让病人无法在病发之后复原和恢复功能的事物。比如，一位青年长久以来朋友较少不善社交，在祖母去世后陷入抑郁，又因为后来一直没找到工作久久不能康复。——译者注

可能会在我们的咨访关系中以移情的方式浮现。然而，因为我是在为后续的短程 CCRT 疗法进行评估，所以除了采集这些标准化的历史信息之外，我也时刻都在留意和等待着鉴别任何自发浮现的 RE。

尽管到目前为止 Benton 小姐所揭示出的信息都很重要，但是她还从未描述过任何一个 RE。她描述过父亲对母亲的吼叫，父亲对母亲的殴打，她对父亲的恐惧；但是，目前我还没有听到任何关于她与别人之间互动的描述。因为眼下还处在首次评估访谈的早期，我决定不指导她对关系片段进行描述。相反，我只是继续聆听。

她在椅子上挪了挪，说道，"就算在青春期里，我都会为了让他们开心去做任何事。"此时，Benton 小姐正处在描述关系片段的边缘。她提到了自己在关系中会为了保持和平而做任何事。然而，到此为止，她的描述还是非常笼统和模糊的。她描述的并不是一次具体且独立的跟别人的互动。于是我开始鼓励她描述一个具体的关系片段。

> T：听起来似乎你愿意为了让事态和平去做任何事。
>
> P：啊，对。就是这样。我总是努力维持和平，即使在没有战争的情况下。
>
> T：你能给我举一个发生在你和别人身上的具体例子吗？（此处，我在邀请她告诉我一个关系片段。）
>
> P：哦，当然。我会为妈妈做任何事。比如，在我十几岁的时候，我记得有件事让我印象特别深。我正在那为毕业舞会做裙子呢，我特别兴奋，特别期待这个舞会。然后不知怎么妈妈就进了我的卧室，让我开车送她去做头发。我当时知道我不想送她，但最后还是不知怎么就去了。很自然地，莫名其妙地就去了。我也没跟她说我要赶制裙子的事。我就是愿意为了和平去做任何事。

这个关系片段其实没有它乍看起来给人感觉的那么直接和清晰。第一眼看上去，你可能会觉得 W 是维持和平，停止争斗，因为她很直接地说"我愿意为了和平去做任何事"。可是，让我们想一想，这到底是 W 还是 RS

呢？为了得到答案，我们就要遵循之前讲过的那个原则：W 必须是前进性的。如果它看起来是后退性的，那么十有八九它就是个 RS。如果是 RS，那么治疗师就必须寻找那个真正的未被清晰说出的 W。* 在这一原则的指导下，由于尚未确定她的希望是什么，我继续探索了 Benton 小姐在这段关系中可能的需求。

> T：听起来这件事让你记忆犹新，给你留下了很深刻的印象。
>
> P：是啊。
>
> T：为什么会这么印象深刻？
>
> P：我当时真的特别兴奋，因为我会跟 Ted 一起去参加毕业舞会。我们才刚约会了几周，他邀请我一同参加舞会这件事让我特别激动。我真的希望给他留下好印象。所以让这条裙子看起来赏心悦目就尤其重要。
>
> T：所以你特别期待这次舞会，希望一切进展顺利……所以当妈妈进来让你开车送她的时候，你实际想做的是什么？
>
> P：我猜吧，我想继续做裙子，把它完成。舞会没几天就要举行了！
>
> T：你想要继续做你之前在做的事，做对你自己来说重要的事，也就是把裙子做好。
>
> P：嗯，是的。完全就是这样！

借由这类探索性的提问，她的希望变得明朗了：继续做她舞会要穿的裙子。为了澄清这里的 RO，我继续探索了这次互动，以相同的方式问她。

> T：那么，为什么你没这么跟妈妈说呢？为什么你没有告诉她你想要继续做裙子，所以你没法开车送她去做头发？
>
> P：不不不不！我不可能那样做。她会开始爆发。她会告诉我我有

---

* 还有一个区分W和RS的方法，即W是没能实现的，RS是实现的。此处Benton小姐成功地维持了和平，那么显然这就不能是她的W。——译者注

多么自私，我只想着我自己。然后她还有可能会告诉爸爸这件事。再然后我就会被禁足，要么就是爸爸会跟我说我是个坏女儿，警告我不许顶嘴。最糟糕的情况就是他会扔东西砸我。

由这个 RE 来判断，RO 很明显，就是预期到别人会愤怒地指责她，批判她。我继续说。

> T：所以你最好按照妈妈的要求去做，为了维持和平？
>
> P：可不是吗。
>
> T：然后你就去了，就顺从了？
>
> P：是啊。
>
> T：你还记得当时的感受吗？
>
> P：不太记得了。就有点认命吧。
>
> T：恼火？
>
> P：（沮丧地低下头）不。没那么严重。就是认命。还有失望。悲伤。
>
> T：这些听起来很重要。这段经历甚至在现在谈起都会让你有情绪变化；你看起来陷入了沉思，好像挺难过的。
>
> P：我猜是这样的。

在此时，我继续说道："我需要花点时间来记下你刚才说的话。我觉得这些内容特别重要，我希望确定自己一字不差地听清了你说的话。"然后，我就写下了 Benton 小姐刚刚描述的这个关于"毕业舞会事件"的 RE，尽可能用她的原话进行了记录。然而，我还注意到了，尽管她说"我猜是这样的"，这似乎暗示着她已经对于我的澄清有了一些萌芽状态的认识，但是这也可能是一个活化，也就是她以惯用的 RS 对我表现出顺从。换句话说，她可能并没有对于自己难过的记忆进行反思和领悟，而是仅仅出于顺从而同意我的意见。不过，在这个时间点，我选择了悬置我的猜测，把我的疑问暂时封存起来。然后我在这个 RE 的旁边继续写下了我从中剥离出的三个组成部分。

　　W：继续缝好自己毕业舞会要穿的裙子（也就是说，去做对自己重要的事）。

　　RO：愤怒地指责她的自私，用禁足的方式进行惩罚。

　　RS：按别人的要求去做，却感受到无助、无奈和失望。

　　我从 Benton 小姐所说的"我就去了"中找到的 RS，意思就是她顺从了母亲的希望，当了车夫，送母亲去了理发店。因此，这里 RS 的行为层面就是顺从母亲的希望做车夫。然后，我回到了跟 Benton 小姐的对话中，鼓励她多说一些。

　　P：好吧，这就是我！我是个特别乖的好孩子。一个老好人。我从来不犟嘴，不反驳。就算在青春期时我也没有任何逆反的行为。

　　T：好像在你看来，说出自己的想法跟叛逆是一回事？

　　P：是啊！

　　T：如果你没把妈妈的需要放在首位，你觉得会发生什么？

　　P：这，听起来也许有点傻啊，但是我觉得那样我就得准备好平息别人的愤怒了。

　　T：所以如果你不把别人的需要放在首位，然后也不去安抚别人，那会怎样？

　　P：那就要出大乱子了。争吵，暴力。我觉得我越能让别人开心，他们就越不可能打起来。我猜这就是我在孩童时期总是竭尽所能维持和平的原因。我跟妈妈的互动只是一个例子而已。真有意思，这让我想起了今天我来这之前刚刚发生的事。

　　我让 Benton 小姐继续说下去，因为我觉得她对于这段饱含情感、富有意义的童年记忆的描述激发了她诉说另一个发生在当下的关系片段的欲望。

　　T：请讲。

　　P：好吧。我今天之所以迟到了几分钟才到这，是因为我出门时在跟别人打电话，没法挂断。

　　T：再多跟我说说，你说"没法挂断"是什么意思？

　　P：好的。我最近参加了一项国际联合劝募协会发起的募捐筹款活动。我给一位女士打电话，结果她不在家，是她丈夫接的。然后他就一直唠叨个不停。然后我就不停地看表，想跟他说"嘿，我有急事要做，不能再说了"。但是我觉得不合适，觉得要是我那样说了，就会伤害他，让他难过。他听上去挺孤独的。所以我就按他希望的去做了。我听啊听啊听，他就说啊说啊说。可是我心里觉得"我真的听够了"。我讨厌自己没有能力结束这次对话。最后他终于挂了，我就想："为什么我要让他浪费我的时间呢？为什么我要满足他的需要呢？"在这件事里，我竟然在取悦一位根本不认识的男性，还付出了代价。

　　我打断了她，告诉她这听起来很重要，我需要用她的原话去准确地记录下这个关系片段。尽管我可以等到这次见面结束再从中抽取出三个组成部分，可是她的描述太清晰了，以至于我不费力地就一边听一边很快地写下了对应的三个组成部分。从这个关系片段来看，我能够抽取出如下的W、RO 和 RS。

　　W：

■ 结束对话；

■ 挂断电话；

■ 放下电话；

■ 让自己从一段无意义的对话中脱身。

　　RO：

■ 觉得受伤、被忽略、被推到一旁。

　　RS：

■ 按照这个男人的意愿跟他继续交谈；

■ 做他想要做的，但同时感到越来越恼火和挫败，对自己的无力失望。

在我抽取完这些组成部分之后，我们继续对话。

　　T：听起来好像你的需要极少会被注意到，即使是被你自己注意到都很少。

　　P：似乎在为别人做事时我会更开心一些。

　　T：那你的需要和意愿呢？

　　P：好像我就没有。

　　T：从来没有？那你有一些的时候呢？那在你小的时候，想要些什么的时候呢？

　　P：我记得，如果事情没随我意的话我会心烦。我还记得，爸爸说我这种心烦很傻，因为其他人得到的还不如我呢。所以我应该停止心烦，不去犯傻，接受生活中的不如意。

这句"爸爸说"意味着 Benton 小姐表述了一个关系片段。在这个片段中最明显的 RO 是：她的父亲觉得她的心烦是小题大做。而她的 W 和 RS 却不太清晰。

在本章的后续部分，我会按照"先父亲，后母亲，再发展史"的这种顺序来将 Benton 小姐叙述的关系片段组织起来，而这也正是我向她进行询问的顺序。在本章的最后，我会对她的精神状态、初步的 *DSM* 诊断和我的心理动力学诊断进行评论。

父　　亲

在这个时间点上，我选择了保持沉默，从而允许 Benton 小姐继续回顾她童年时关于父亲的记忆。我不想打断她叙述的思路，并且相信她会讲出更多的 RE，从而丰富我对她 W 或 RS 的认识。我提醒自己，没必要从每个病人叙述的 RE 中都抽取 W、RO 和 RS。因为那样做会显得有些机械化，还会干扰病人叙述的思路。然而，如果当时我真的要深入地挖掘 RS，我可能会问，"当父亲告诉你不要再心烦，那样很傻，别人还不如你的时候，你是怎么做的？"下面，让我们假设我那样问了，她回答说："我会假装表现出自己是个勇敢的小姑娘。我会擦干眼泪，勉强露出微笑。"

T：你还记得那时候心里的感觉吗？

P：我觉得……嗯……我不知道怎么描述……难过沮丧的感觉。受伤失望的感觉。不过这种感觉没有持续多久。

在这段假设的对话中，W 仍然是未知的，尽管我们也许会猜想，她的希望大概跟被理解、被认可和被安抚有关。RO 似乎是被别人认为她的难过和痛苦是小题大做，而她的 RS 则十分明显和清晰：装作勇敢，掩藏悲伤，最后却觉得受伤和失望。

在真实的评估访谈中，我继续进行着历史信息采集的工作，询问了更多与她父母有关的问题。在回应的过程中，Benton 小姐回忆说，她的父亲是在芝加哥出生和接受教育的，23 岁结婚，而在 14 年后，也就是他 37 岁而 Benton 小姐 13 岁时跟母亲分居。她把父亲描述为一位成功的销售员，但却是一位不成功的父亲。他过量饮酒，忘记她的生日，在读报纸的时候从不会关心周围的其他人，而且很少会对孩子们表露情感。不仅如此，他的脾气还特别坏。

他脾气特别坏。他会对我妈妈大吼大叫，最后喊得他脸都紫了，都变得扭曲了。而且还会打她。我能记得自己被他的吼叫惊醒。任何事都能让他烦躁，地毯脏了啊，咖啡太冷啊，找不到衬衣了啊。他的脾气你根本无法忍受。你永远弄不懂他怎么就生气了。我花了 13 年才费尽心力摸清楚做了哪些事会让他爆发，做了哪些事会让他觉得舒服，能让他从暴怒中平复下来。

我非常害怕他，只要他在周围，我就会表现得特别好。我希望确保他永远不会打我。

在这个简短的 RE 中，她的 RS 清晰地浮现着："表现得特别好"，努力让自己符合他的期待，并遵从他的心愿。如果我当时希望更多地了解她的 RS，我也许会多问问她"表现得特别好"具体是什么意思。但是我当时不想打断她的叙述，于是就只是继续倾听。然而，作为练习，也许我们可以看看我当时该怎么说才能更好地澄清她的 RS。

> T：刚才你说"表现得特别好"所以就不会被打，你指的是什么？你是怎么做的？
>
> P：我会避开他，不碍他的事。我会玩我的洋娃娃。如果他吼我说我屋子太乱，我就马上清理收拾，保证再也不会让屋子乱。我会说，"好的，爸爸，好的，爸爸，好的，爸爸，我现在马上收拾。"
>
> T：你还能回忆起那些时候你的感受吗？
>
> P：害怕。不安。几乎要哭出来了。但是我不会哭。我知道我哭会让他更疯狂。
>
> T：那如果他真的发怒了会发生什么？
>
> P：嗯……他会吼我，会吓唬我，我会心里害怕他打我——即使他从来都没打过。但是他确实打过妈妈一两次，那场面简直太可怕了。

通过问她她会做什么，"表现得特别好"是什么意思，我对她 RS 的了解变得更加丰富饱满了。

RS：

■ 假装什么事也没发生；

■ 让自己消失在他的视线中；

■ 不碍他的事；

■ 竭尽全力地服从，而暗自感受到害怕，想哭……

从这个 RE 中，RO 也被澄清了。

RO：

■ 打人；

■ 伤人；

■ 揍人。

Benton 小姐的 W 就只是维持和平、息事宁人吗？我不这么认为。在这个情境中，息事宁人更多是一种后退性的反应，因为这种做法背离了她的那种自主、自我实现、成熟的立场。因此，这更适合被认为是一个 RS。这更多地体现了她那服从和默许的态度，因为这是一种对于任何自主性希望、思维、欲望的放弃。即使在这一刻，我都能猜到，她把她那前进性的、成熟的、独立的希望藏在了心底，甚至自己都没意识到。

即使在这一评估过程的早期阶段，我也已经理解到，我不应该去帮她变得更加顺从；相反，我评估了治疗是否可以帮助她认识到自己那强烈的"维持和平、息事宁人"的需求在很大程度上阻碍，甚至扼杀了她的独立性。尽管"维持和平、息事宁人"可以清晰地反映出她的 RS，但是在她所描述的跟父亲的关系片段中，她的 W 却并不清晰。而在她继续谈论父母的分居时，她也没有对自己的 W 进行澄清。

在我13岁时，妈妈离开了他。我的世界终于变得平静了。妈妈很开心，而且竟然很快就开始约会了。也许有些好笑，但我却对这些妈妈约会的男人们变得依恋，要是妈妈跟他们分手了，我还会心烦不安。爸爸时不时会来看我。那段时间，即使我特别害怕他，可仍然会想见到他。真好笑。你可能会觉得，在那些冲突，那些眼泪之后，我应该会远离他。但是因为某种原因，我却仍然希望见到他。就算到今天，我还会努力好好表现来取悦他，尽管这样做大多也不会管用。

母　亲

Benton 小姐是这样描述她母亲的：

　　即使现在都六十几岁了，她也还算是个尤物，看起来就跟45岁一样。她是个轻浮的女人，爱调情，总是寻求关注。她是个傻傻笨笨的金发美女，需要成为别人注意的焦点——尤其是跟男性在一起的时候。我认为，她的这种作风惹恼了爸爸，而她却毫不自知。出门时她总会打扮得很性感，聚会时总是会对别的男人傻笑。这都快把爸爸逼疯了，造成了许多他们之间的争吵。我觉得，在内心深处，她一定特别没有安全感。她需要别人时时刻刻告诉她她有多美。而且她还特别会操控别人。她会通过言语让我按她的需要做。

　　尽管如此，在长大的过程中，我还是能感觉到她对我的爱。她会跟我袒露情感，向我表达她的爱。我能记得她给我的那些拥抱和亲吻。她也很信任我，会把她的所有问题都告诉我。

从这类描述中我们可以看出，Benton 小姐的母亲似乎是一位美丽动人，轻浮妖艳，但却没有安全感的女性。她依仗自己的美貌和吸引男人的能力去稳固她那脆弱的自我价值感。翡翠珠玑和锦罗玉衣是她满足自己特定的理想化自体客体功能的手段，而她对于别人注意和赞美的寻求则代表了她对于自体客体镜映的渴望。

在小时候，Benton 小姐似乎将母亲体验为一个紧张不安的女人，脑子里想的都是自己有多美，几乎没时间照顾和关心女儿的想法。她极少会去了解 Benton 小姐的感受，比如在学校过得如何，或为什么而心烦不安。同样，Benton 小姐也没提到过母亲会在父亲发怒时对她有任何的安抚和保护。

过了一会儿，Benton 小姐跟我说，"她会操控周围的任何人。"

T：也包括你？

P：当然了。

T：跟我说说。

P：嗯。她会说些让我觉得愧疚的话，然后我就会按照她的需要做了。

此时，Benton 正处在描述关系片段的边缘，但她的描述是宽泛笼统的。为了鼓励她讲出一个具体鲜活包含情感的例子，一个含有她 W、RO 和 RS 细节的例子，我问道，"能想到任何具体的例子吗？"当然我也可以说，"你能给我举个例子吗？"她是这样回应的。

P：哦，当然。我记得……在十一二岁的时候……有一次，我特别想去闺蜜 Vivian 家住一晚。早上我跟妈妈说的时候她还答应了。可是当我晚上准备出发的时候她却说："你真的不想在家跟我待着吗？我很孤独。爸爸出差了。我们俩待在一起怎么样？"

我记得她反复说自己很孤独，我也记得她看起来真的挺孤单的。所以我说，"当然。"她一下就变得开心了，然后说，"我就知道你其实想一直跟我待在家。"所以我就没出去。

T：为什么？

P：那看起来对她很重要。她似乎非常孤独。

T：那如果你选择了出去过夜会怎么样？

P：我不可能那样做。我觉得我会让她失望，受到伤害。我会觉得极为愧疚。

T：所以你就留在家里了？

P：是啊。

T：当时的感觉是怎样的？留在家陪妈妈而放弃去找 Vivian 的时候。

P：啊（若有所思），我当时有点失望……

从这个小时候跟母亲互动的关系片段中，我们可以发现 CCRT 的三个组成部分。

W：出去在 Vivian 家过夜（即，按自己的希望去做）。

RO：变得孤独和悲伤（即，感到痛苦和受伤）。

RS：出于愧疚而服从他人的希望，同时却暗自感到失望和气愤。

乍一看，有人或许会错误地认为 W 是"我想取悦妈妈"。再一次，在 Benton 小姐的人生叙述和性格特征的背景下，这种取悦别人的希望准确地来看应该是一种后退性希望。它反映了自主性的倒退，反映了她屈从别人的倾向。因为这是一个后退性希望，它更适合被转换为一个 RS："服从母亲的意愿，放弃自己对于独立的真实渴求。"*

之所以我会强调这种潜在的对于 RS 和 W 的混淆，是因为，在临床工作者们学习本疗法的时候，这是一种常见的可以理解的错误。一种有效的区分 W 和 RS 的方法是，问问自己，"如果我帮助病人实现了这个希望，基于我对她生活的了解，这对她真的有好处吗？这种希望的实现真的有助于她的成熟吗？"如果答案是"不"，那么这个组成部分就是 RS 而非 W。

父　母　分　居

在 Benton 小姐 13 岁的时候，她的父母分居了，所以我探索了她父亲的突然离开对她来说的意义和给她带来的感受。Benton 小姐的回应始终如一："那是一种解脱。他走了世界就一下子清静了，安详了。"我继续探索了她母亲在父亲离去之后的情况，Benton 小姐有一个说法被我忽略了。后来的治疗过程表明，我对这个说法的忽视是一个错误，它让我付出了代价。

在我询问父亲离去后生活的样子时，Benton 小姐说：

> 他走了以后我的世界就变得平静了。那是一种真正的解脱。妈妈
> 也变得更开心了。她甚至开始约会了。我喜欢她交往的那些男人。妈

---

* 再一次，这里的取悦妈妈已经实现了，所以不可能是 W。——译者注

妈跟他们之间不会有争吵。事实上，我开始依恋他们中的一些人。他们会对我在学校里和女童子军活动中的生活感兴趣。好笑的是，当妈妈跟他们分手时，我会思念他们，觉得难过和心烦不安。

我所忽视的正是 Benton 小姐在失去与母亲男朋友们的重要联结之后的那种不安和难过。这种反应警示着，治疗的结束将会对她来说比较困难。

发 展 史

我继续评估着，从对她与父母的关系的探索转向了对于她童年早期经历的探寻。她的回忆主要集中在父母之间激烈的争斗上，还有她对于平静和可预知性（predictability）的渴求。学校成了她的避难所。意料之中的是，她是一位模范学生：服从、尽职、安静。我询问了她跟老师们之间的关系。

> P：在老师面前我特别顺从……完全就是个真正意义上的乖孩子，好学生。我从来不还嘴。我记得自己很羡慕那些调皮莽撞的女孩。我觉得她们很让我兴奋，尽管也有点害怕。
>
> T：如果你也调皮捣蛋、活泼莽撞，那会怎样？
>
> P：我可能会遇到麻烦！
>
> T：什么样的麻烦？
>
> P：老师会用皮带抽打我的身体。
>
> T：有别的女孩被抽过吗？
>
> P：你这么问确实让我也觉得好笑。我从没听说过有任何人在学校被皮带抽过。但是，也不知怎么的，我就是会担心。

即使在这个跟老师之间互动的简短的关系片段中，我们也能识别出W，即像那些调皮活泼的女孩一样回嘴，而 RO 是"被皮带抽"，RS 则是做个顺从的"乖宝宝"。

从 13 岁父母分居开始，直到 18 岁高中毕业，Benton 小姐上的都是私立学校。那里的组织结构性、稳定性和可预知性都是她所渴望的："至少在那些年里，家里是平静和可预知的，而学校生活则是可预知的和美好的。"

在 Brad 追求了 Benton 小姐 18 个月之后，她在 21 岁时嫁给了 Brad。那时，他是一位 27 岁的城市规划师。她喜欢他的那种随和的好脾气，他行为感受的可预知性，还有他对她的关心和体贴。她说，时至今日，Brad 仍然是个充满关爱、呵护备至、行为表现可预知的好丈夫。尽管家里的事都得他做主，可他也会对她的想法和意见比较敏感，也会在意他的决策对于她的影响。

精神状态：对于诊断和动力学概念化的初步印象

Benton 小姐把自己描绘成一位犹豫迟疑的女性。她的那种迷人讨好的外表，还有她那欣然轻快的心境，似乎压抑和掩饰着她面具之下的紧张和长期的悲伤。她言辞清晰，善于思考，没有表现出任何精神病水平或大脑器质性的症候。基于 *DSM*，我的初步诊断是：心境恶劣障碍（dysthymic disorder）（轴 I）伴有一定的依赖型人格（dependent personality）特质（轴 II）。*

在聚焦于从关系片段中得出的 CCRT 之前，我想先大致谈谈我初步的动力学概念化（诊断）。在对任何病人的评估中，无论是不是 CCRT 法短程动力取向心理治疗，我都会在脑海中进行这种动力学概念化。从经典精神分析的角度讲，我印象最深的是，Benton 小姐，作为一位女性，

---

* 鉴于英文版原著所写作的年代，本书中涉及 *DSM* 的内容在原作中都指的是 *DSM-IV* 而不是当前最新的 *DSM-5*。*DSM-IV* 中的多轴诊断体系已经在 *DSM-5* 中被取消。出于时效性的考虑，在非必要的情况下，译者并未对版本进行具体标注。此处提到的心境恶劣障碍在 *DSM-5* 中已经被更名为持续性抑郁障碍，即 Persistent Depressive Disorder，其与重性抑郁症，即 Major Depressive Disorder，都属于抑郁性障碍，即 Depressive Disorder 的类目，差别简单来说就是后者更为严重，前者持续时间更长。——译者注

在处理自己的愤怒和攻击性冲动方面有许多困难。为了让自己意识不到这些愤怒的想法或冲动，她依赖压抑（repression）、反向形成（reaction formation）、利他性屈从（altruistic surrender）和外化（externalization）来进行防御。* 我假设，她在攻击性方面的困难可能反映出了她童年时跟一位愤怒且批评性的父亲的关系。他们的关系可能在她那严苛的超我（harsh superego）的发展过程中扮演着重要角色，而任何时候，只要她心中被激起了一些攻击性的希望、想法、冲动，这个超我都会被激活。从而，只要Benton小姐的意识层面浮现出一些具有攻击性的感受，她都很容易会感觉不好。于是，她的应对方式就是，感受到一些负罪感，对别人表现得更好，更加顺从。

　　从自体心理学的观点来看，我会认为，Benton小姐在童年没有经历过那些至关重要的镜映性自体客体体验，而这类体验对于维持自尊和自体的凝聚力来说是必要的。** 她母亲有严重的自我中心倾向和竞争心态，在这种干扰下，她的母亲很难能够共情性地认可女儿的成就，也几乎无法对女儿的体验和顾虑进行确认（validate）。她父亲的那种专制性的愤怒提示着他本人也同样缺乏那些至关重要的自体客体镜映。她的父母都无法允许Benton小姐理想化自体客体移情的发生，而这种移情本可以像镜映一样滋养她的自尊和自体凝聚力。由于这些早期的镜映和理想化自体客体功能的失败，Benton小姐很容易在体验到共情失败时变得自尊不稳定。她无意识地倾向于寻找那些，像她丈夫Brad一样的，能够提供这些必要

---

* 在自我防御机制中，压抑是指将无法接受的想法或冲动驱逐和关闭在意识层面之外；反向形成是指将无法接受的想法或冲动转化成相反的形式来表现；利他性屈从是指在极端且病态化的共情过程中抹杀了自我和他人的边界；而外化则指的是将内心冲突和客体关系抛掷到外部的当下现实生活中。——译者注

** 镜映、理想化、双生子是Kohut提出的三种经典自恋性移情，也即自体客体移情。镜映移情，mirroring transference，指的是个体对于他人的共情和赞美的强烈需求，也包括别人对个体的体验进行识别和理解，然后再返还回应给个体；理想化移情，idealizing transference，指的是个体需要将某个他人或养育者看作是强大和完美的，并与之建立紧密的联系，从而体验到自己的强大和重要；双生子移情，twinship transference，指的是个体希望有别人像他的双胞胎一样跟他相似，认可并拥有跟他一样的想法、感受、行为、观点等。——译者注

的自体客体体验的人来靠近。

在对 Benton 小姐的案例进行思考时，这两种经典精神分析和自体心理学的概念化都浮现在我的脑海中。然而，尽管这两种概念化也许是准确的，它们却与评估阶段中 CCRT 焦点的发展毫无关系。因为 CCRT 焦点对于我们进行短程动力取向心理治疗来说十分关键，我需要再次强调，除了那些我们这些治疗师在对病人进行治疗评估时几乎会自发得出的惯常的心理动力学概念化之外，我们还必须同时得出一个 CCRT 焦点。这个 CCRT 概念化正是我们在正式的治疗阶段中唯一要聚焦的那个个案概念化。也就是说，无论对一位病人进行的是精神分析、长程动力学疗法还是短程 CCRT 心理动力学疗法的评估，历史信息采集和精神状态检查的实施都是相同的。然而对于考虑接受 CCRT 法 BPP 的病人来说，我们必须额外地再去寻找、询问和逐字逐句地记录那些关系片段。对于这些 RE 的捕捉可以确保我们 CCRT 焦点的产生，而这正是我跟 Benton 小姐所做的事情。

构建出 Benton 小姐的 CCRT

在对 Benton 小姐的评估中，我写下了七个 RE。从每个 RE 中，我都会抽取出 W、RO 和 RS。我把第一个 RE 记录为 RE1，第二个记录为 RE2，以此类推。我还会标明这段互动是跟谁发生的。因为 Benton 小姐描述的第一个关系片段是关于她十几岁时跟母亲的互动的，所以我会将其标注为"RE1：母亲"，然后我会把最初逐字逐句记录下的 RE 抄一遍，在其下画出三栏表，表头分别是 W、RO 和 RS。在这几栏中，我写下从 RE 中抽取的那些组成部分（见示例 7.1 至 7.7）。

从 RE 中抽取 W、RO 和 RS

RE1：母亲

在我十几岁的时候……我正在那为毕业舞会做裙子呢，我特别兴奋，特别期待这个舞会。然后不知怎么妈妈就进了我的卧室，让我开

车送她去做头发。我当时知道我不想送她，但最后还是不知怎么就去
了……我想继续做裙子……［但是我没有，因为］她会告诉我我有多么
自私……警告我不许顶嘴……［所以我送她去了。但最后却感觉到］
认命……失望……悲伤。

示例7.1   从RE1中抽取出的组成部分

W	RO	RS
继续做舞会穿的裙子。 继续做自己正在做的事。 不被打断。	批评。 指责自私。 指责回嘴。 指责不尊敬。 不理解舞会的重要性。	遵从妈妈的希望去当司机。 感到受伤。 感到失望。 默默生气。

RE2：电话筹款时遇到的那个丈夫

我最近参加了一项国际联合劝募协会组织的募捐筹款活动。我给
一位女士打电话，结果她不在家，是她丈夫接的。然后他就一直唠叨个
不停。然后我就不停地看表，想跟他说"嘿，我有急事要做，不能再说
了"。但是我觉得不合适，觉得要是我那样说了，就会伤害他，让他难
过。他听上去挺孤独的。所以我就按他希望的去做了。我听啊听啊听，
他就说啊说啊说。可是我心里觉得"我真的听够了"。我讨厌自己没有
能力结束这次对话。最后他终于挂了，我就想："为什么我要让他浪费
我的时间呢？为什么我要满足他的需要呢？"在这件事里，我竟然在取
悦一位根本不认识的男性，还付出了代价。

示例7.2   从RE2中抽取出的组成部分

W	RO	RS
结束对话。 说"我已经听够了"。 挂断电话。 放下电话。 从这无意义的对话中脱身。 表现得坚定自信。	感到受伤，被轻视，被推 到一旁。	继续倾听。 服从他人的需要。 按他的命令做。 做别人希望的事。 越发对自己感到恼火和厌烦。

RE3：父亲

我记得，如果事情没随我意的话我会心烦。我还记得，爸爸说我的
这种心烦很傻，因为其他人得到的还不如我呢。所以我应该停止心烦，
不去犯傻，接受生活中的不如意。我会假装表现出自己是个勇敢的小
姑娘。我会擦干眼泪，勉强露出微笑……［觉得］受伤失望。

请注意，在这个关系片段中，Benton 小姐并未明确外显地说出她想
要的是什么。我用"第三只耳"*倾听着她的话语，做出了基于假设的临床
判断，即她渴求得到安慰和倾听，希望被认真对待。如果我觉得有必要对
这一假设进行澄清，我可能会问："你当时希望他怎样做来回应你所感到
的心烦不安？"或"当你那样心烦时，你希望爸爸怎么做？"。她对这类探
索性问题的回应将会揭示出她那未被说明的 W。

示例7.3　从RE3中抽取出的组成部分

W	RO	RS
感到被关心和被认真对待。在心烦时得到父亲的安抚。	说不要再不安和犯傻。忽略她的忧虑。认为她的顾虑和情感不重要。因她的不安而批评她。	表现得好像很勇敢，就像没事一样（强颜欢笑），而实际上感到受伤和失望。

RE4：母亲

在十一二岁的时候……我特别想去闺蜜 Vivian 家住一晚。早上我
跟妈妈说的时候她还答应了。可是当我晚上准备出发的时候她却说：
"你真的不想在家和我待着吗？我很孤独。爸爸出差了。我们俩待在一

---

* "第三只耳"托生于"第三只眼"这一概念，指的是用直觉和领悟去侦测未被直接表明
的潜在可能。此处的"第三只眼"并非是指弗洛伊德提出的悬置于咨访互动之外的客观
觉察，而是更类似于元信息交流，即meta-communication，也就是分析，理解对方字里行
间、话里话外的暗示。不过，弗洛伊德的初代弟子Theodor Reik确实写过一本讲精神分析
中倾听技术的经典著作，叫《用第三只耳去倾听》（*Listening with the Third Ear*）。作者所
说的"第三只耳"也很有可能直接源自这个书名。——译者注

起怎么样？"［她］反复说自己很孤独……所以我说："当然。"她一下就变得开心了，然后说："我就知道你其实想一直跟我待在家。"所以我就没出去。（T：为什么？）那看起来对她很重要。她似乎非常孤独。（T：那如果你选择了出去过夜会怎么样？）我不可能那样做。我觉得我会让她失望，受到伤害。我会觉得极为愧疚。（T：当时的感觉是怎样的？留在家陪妈妈而放弃去找 Vivian 的时候。）……失望。

示例7.4　从RE4中抽取出的组成部分

W	RO	RS
去 Vivian 家过夜。做自己想做的事。	孤独。痛苦。受伤。	带着内疚服从他人的需要，同时感到失望。

RE5：母亲的男友们

我喜欢她交往的那些男人……我开始依恋他们中的一些人。他们会对我在学校里和女童子军活动中的生活感兴趣……当妈妈跟他们分手时，我会思念他们，觉得难过和心烦不安。

尽管 RE5 并非是一段具体的跟特定人物的互动，但是它却描述了一种跟某个人群的互动，因此仍然可以被用于进行 W、RO 和 RS 的提取。在回顾中，我发现当时本来可以向 Benton 小姐询问一段跟具体某一位母亲男友之间的互动，从而抽取出更加具体的组成部分。那样会更好一些。

示例7.5　从RE5中抽取出的组成部分

W	RO	RS
拥有一段不间断且不被打扰的关系。（跟一个类似父亲的角色？）	离开。	变得难过不安。

RE6：丈夫

Brad 会倾听我说的话。我依赖他来照顾我。他让我觉得安全。不知为何，但我就是觉得他不可能永远这样照顾我。最开始，我不太愿意在跟他的关系中太过投入。他肯定比我对这段关系投入和付出得多。

（T：怎么会这样？）哦，我不知道。我猜这可能跟我父母之间失败的婚姻有关。我的朋友中也有一些离婚了。*

示例7.6　从RE6中抽取出的组成部分

W	RO	RS
永远被照顾。 确保安全感持续存在。	让这段关系失败。 抛弃她。	退缩，保持距离。

RE7：老师

　　在老师面前我特别顺从……完全就是个真正意义上的乖孩子，好学生。我从来不还嘴。我记得自己很羡慕那些调皮莽撞的女孩。我觉得她们很让我兴奋，尽管也有点害怕。（T：如果你也调皮捣蛋、活泼莽撞，那会怎样？）我可能会遇到麻烦！（T：什么样的麻烦？）老师会用皮带抽打我的身体。（T：有别的女孩被抽过吗？）你这么问确实让我也觉得好笑。我从没听说过有任何人在学校被皮带抽过。但是，也不知怎么的，我就是会担心。

示例7.7　从RE7中抽取出的组成部分

W	RO	RS
变得活泼调皮。 能够坦率直言。 能够说出心里话和回嘴。	被抽！（被打）	做个乖孩子，好学生。 服从。

构建出概括性的 W、RO 和 RS

　　我的下一项任务是探索这些列出的 W，看看是否它们中的一些或全部可以被综合表达和归纳为一个概括性的希望。然后我也会对列表中的 RO 和 RS 做同样的分析，从而分别得出概括性的 RO 和 RS，用以全面或几乎全面地代表那些抽取并记录下的众多 RO 和 RS。这三个概括性的组成部分将会构成 Benton 小姐的 CCRT。

---

* 这部分内容在前文中并未出现过。——译者注

先是已被列出的这些 W，我惊讶地发现这些 W 都是彼此相似的，都是做自己想做的事，把自己的需要放在首位，为自己说话。我们可以用一个概括性的希望来作为代表：说出自己的需要并让它们得到满足。读完列表中的 RO 之后，我注意到，它们似乎可以被归纳和概括为截然不同的两类：一是批评、伤害和轻视她；二是别人会受到伤害和感到痛苦。我们可以用一个概括性的 RS 轻松地代表出列表中的那些 RS：收回自己的意愿而遵从于他人（RS 的行为方面），感到沮丧、失望、对自己恼火（RS 的情感方面）。从这套概括性的 W、RO 和 RS 中，我建立出了 Benton 小姐的 CCRT，而这正是下章中我会在社会化访谈中呈现给她的。

> 你我已经谈到了你许多不同的担忧。然而，我尤其注意到有一个主题一次又一次地出现着。我是这么看的。似乎，你希望在一段关系中可以说出自己的需要并让这些需要得到满足（W），但是你害怕如果自己这样做了，别人就会受到伤害或对你发脾气（RO），所以你把自己的希望埋在心底不去想它们，而是按照别人的需要去做（行为 RS），最后感受到沮丧、失望，还为自己的无力而恼火（情感 RS）。我认为这个动力部分地解释了为什么你会说自己觉得特别疲惫，不想再把别人的需要放在第一位了，而且会因为自己的需要从来得不到照顾而感到沮丧（主诉）。

在我分析过的七个 RE 中，有五个 RE（编号 1、2、3、4、7）都能被这套 W、RO 和 RS 概括。然而，却有两个 RE（编号 5、6），产生了一套不同的 W、RO 和 RS。在第二套 RE 中，概括性的 W 是得到一段让人放心的、不会结束的、令人安全的关系，而那位关系中的伴侣会照顾她、关心她。概括性 RO 是出乎意料地突然结束这段关系。概括性 RS 则是退缩后撤，然后感到心烦难过。这第二个 CCRT 可以被表述为：

> 在我看来，你希望拥有一段关系，让你能在其中得到照顾和支持，并且确信这段关系会永远持续，但是你害怕如果你让自己全心投入一

段潜在的类似的关系，你最后会被对方拒绝和抛弃。因此，你倾向于退缩不前，或变得敏感，关系中哪怕一丁点负面的迹象都能让你变得不安。

这是一个次级 CCRT，因为它发生的频率较少，也因为其中的希望明显包含后退性的元素，即渴望得到一段永恒的——也许是依赖性的——跟他人的联结。因此，这没有成为我所选择向 Benton 小姐呈现以作为治疗焦点的 CCRT。总体来说，所谓次级 CCRT，就是发生频率较少，距离意识层面较远，且跟当前主诉关系较少的那个 CCRT。然而，我对于这一CCRT 的完全轻视——我甚至没能在脑子里留意着它——是一个错误，而在后来处理治疗结束的问题时，它浮出了水面。正如我将在后续章节中描述的那样，在结束阶段中，这个发生频率较少且相对不太重要的 CCRT被唤醒和激发了。

总　　结

在评估阶段，在收集历史信息和实施精神状态检查的同时，我倾听并逐字逐句地记录下了诸多关系片段。在每次治疗会谈结束后，我审视着每个关系片段，从中分别提取出 W、RO 和 RS。然后，我试着从七个关系片段中归纳出一套概括性的 W、RO 和 RS，从而构建出 Benton 小姐的CCRT。尽管这套概括性的 W、RO 和 RS 代表了几乎绝大部分列表中的许多 W、RO 和 RS，但还有少数的一些组成部分却只能借助另一套 W、RO和 RS 才能体现。这套较少出现的 W、RO 和 RS 组成了一个次级 CCRT。

这套次级 CCRT 的存在意味着，每个人身上都承载着不止一个CCRT。然而，那个主要的 CCRT 则会在病人的生活中出现得更加频繁，更加接近意识层面，并且跟病人的当前主诉关联更为密切。只有这个CCRT 才会在社会化访谈中被呈现给病人，并且在后续正式的 16 次会谈的短程动力取向心理治疗中成为焦点。

第八章

社会化访谈

社会化访谈是一个单次的访谈，于评估阶段之后，正式治疗开始之前进行。它的作用是向病人呈现出她的 CCRT，并评估她对其的反应。在社会化访谈中，病人也会被告知心理治疗实施的方式和过程，疗程持续的时间，以及病人和治疗师在治疗中分别扮演的角色（Luborsky, 1984）。关于上述内容，任何病人所提出的问题、顾虑或幻想都需要在这次会谈中得到处理。Luborsky 注意到，这种为病人接受正式治疗所做的特定准备工作对于治疗的效果来说至关重要（1984）。这一观点支持了 Nash 等人（1965）早先的研究发现，即接受社会化访谈的病人比不接受的病人会在治疗中得到更为积极的效果。

CCRT 的呈现

在评估阶段后的社会化访谈中，我向 Benton 小姐呈现了她的 CCRT。

T：正如我在上一次会谈中提到的那样，我认为我们可以花今天这一次会谈的时间谈谈我对你困扰的想法。就像你最初跟我描述的那样，你需要维持和平的氛围，你发现自己总是把别人放在第一位，而你则总是感到不满和失落。你和我已经讨论过许多你所关心的主题。但我印象最深的则是那个似乎在反反复复出现的主题，它似乎非常关键，跟你的那种维持和平、他人优先的问题密切相连。下面是我对这个主题的看法。

在我看来，你希望在人际关系中能够说出自己的需要，并让它们得到适度的满足。但是你害怕如果这样做了，如果你说了，别人要么会被你的需要所伤害，要么会变得愤怒从而可能伤害你。那你是怎么做的呢？你永远放弃了你的希望，而是按照别人可能的需要来做。但是，最后你却暗自感到失落、不满、生气，甚至瞧不起自己。我认为这些被隐藏和压抑了的负面情感很重要，因为它们看起来在你第一次见我时描述的那种长期的紧张感中扮演了重要的角色。

我刚才说的这些你怎么看？

P：嗯……好像是这么回事。你说得对！我从来没这么想过。你完全是对的！我似乎一直都是这样做的。

Benton 小姐说的话是不是真的反映了她的领悟和理解呢？还是说仅仅是出于她那顺从的性格倾向？为了对此进行探索，我问她为什么会认同这一主题频繁发生的这一说法。在此，我尝试去了解她是不是真的抓住了我那段话的要点，还是仅仅在顺从我。为什么我会尤其担心 Benton 小姐是不是仅仅在服从我呢？服从正是她 CCRT 中的特征性 RS，其出现在任何关系中都是理所当然的。我可以预计到这种 RS 也会出现在跟我的关系中，所以我努力地探索和评估她的回应，确认那到底是真正的理解还是仅仅出于顺从。

T：你为什么会觉得这一主题一直都在发生呢？

P：你刚说的话让我想起了那个募捐中遇到的男人，他跟我一直讲着电话，我想挂断却做不到。我一直等啊等，听啊听，因为我替他担心和难过，觉得如果我告诉他自己必须去干别的事了他会受伤。

这一回应似乎含有领悟，而非出于对我的顺从和对治疗进行不顺利的担忧。

T：我就是这个意思。你希望在关系中能够把自己的需要放在首位，但是你害怕，即使只是尝试这样做，对方也会要么如你想象中那个男人一样受到伤害，要么对你发怒。无论是哪种情况，你的回应方式都是，保持沉默，不再表达自己的需要。然而，在这样做了之后，你感到不满、失望、气愤和自责。

在此，我确认了她对 CCRT 的理解。进而，我强调说这个主题将要成为后面治疗的唯一焦点。

T：我知道我们也谈到过别的主题，但是我认为刚才说的这个主题跟你遇到的许多困境关系都非常大，而且似乎反反复复地发生着。

P：我想你是对的。我从来都没像你这么思考过。那我们能怎么就这个主题进行工作呢？

T：嗯，我认为我们应该按照固定频率见面，在治疗中聚焦在这个主题上，并且分析这个主题与你生活中的紧张感之间的关系。我觉得，随着我们对于这一核心问题的了解越来越多，你也许就会变得越来越能在关系中自由地寻求和得到你想要的东西，而不是不得不自动地因为害怕自己的需求会让别人生气或受伤就把它抛到脑后。

此处，我再次强调了这一特定的 CCRT，而且描绘了治疗目标和可能的治疗结果：有能力为自己说话，清楚地表明自己的需要而不感到害怕。她回应说，"我喜欢这个主意。我觉得很有道理。"

说明 16 次会谈的时限

在向她呈现了 CCRT 并探索了她的反应之后，我详细说明了 16 次会谈的治疗时限，清楚地跟她讨论了最后一次治疗会谈的日期。

T：我认为，如果可以持续聚焦在这单独的一个主题领域上，我们应该能够在16次治疗会谈中取得很大成果。

> P：16次？

> T：是的，我想16次会谈够我们完成很多事。

> P：真的能吗？

> T：能啊。

> P：可为什么是16次呢？这个具体次数是怎么来的？

Benton 小姐说出了一个大家常有的疑问：为什么是16次？答案是，不为什么。以16次的时长来进行 CCRT 法 BPP 最初可能是非常武断的决定。然而，最近的研究显示，如果治疗只进行12次，那么治疗效果可能就无法稳定持久。还有研究结果显示，16次的时限其实已经足以修通那些焦点冲突，并对改变和成果进行巩固。尽管认识到了这种次数上的武断性，我还是选择并坚持了 Luborsky（1984）所描述过的16次时限。相比于究竟具体该选择哪个数字作为次数限制——是否17次比16次好，又是否16次比15次好——更重要的是，要在正式治疗开始之前清楚地向病人指出治疗的时限，以及治疗结束的日期。

我明确而具体地回答了 Benton 小姐的问题。我解释说，因为我们会把治疗的焦点限制在一个特定的主题上，我觉得4个月每周一次的治疗时间就够了。我还会解释说，这种有时限的心理治疗模式是常见的。然后，我进而去探索这种时限对她来说的意义。

> T：那么，请跟我说说，关于16次后结束治疗这件事，你有什么想法。

> P：看起来没有多久啊……16次……要是我想多做几次呢？

> T：很多人都有这种顾虑。但是正如我之前说的，如果能让治疗持续聚焦在这个特定的主题上，那么我相信在这段时间我们会有很大收获。

我最后进行的这个评论，事后被证明是一个重大的反移情错误（countertransference error）。我急忙向 Benton 保证16次会谈的时间就足够，却忽略了她对时限的担忧，没有进行更深层次的探索。这个时间限制到底对她来说意味着什么？她是否将其体验为一种拒绝，也就是一种愤怒的 RO？她的担忧是一个信号，向我们提示着治疗在结束阶段将要遇到的困难。不幸的是，我忽略了这个信号。正如我在随后的治疗过程中发现的那样，这个信号是她次级 CCRT 的一种表达：她有一种潜在的希望，即拥有一段天荒地老的关系，让她永远能被照顾，而她害怕对方如果知道了这种希望就会拒绝她。尽管我决定向 Benton 小姐呈现的不是这个 CCRT，但是我还是应该时刻记着它，从而意识到这种对于永恒关系的渴望会在治疗的结束阶段给她带来困难。

Benton 小姐对我的保证和安抚的回应很可能就是一种她 RS 的体现，即一种顺从："好吧，如果你这么说，那就这么办。我猜这肯定是有道理的。四个月几乎都是半年了。你对治疗结果这么乐观，这挺好的。"

我们讨论了每次见面的日期和具体时间，然后我又具体地澄清了一遍这 16 次的时限："所以我们每周周二上午 9 点见一次，持续 16 周。这就是说我们下次见面是下周二，3 月 5 日，然后我们第 16 次正式治疗，也就是最后一次，是在 6 月 18 日。"此时，Benton 小姐似乎对治疗时间的安排比较满意，而且已经明确地知道了我们工作聚焦于的那个 CCRT 的重要性。

详述治疗师和病人在短程动力取向心理治疗过程中的任务

在我向 Benton 小姐呈现出她的 CCRT，讨论过治疗时限，确定了最后一次会谈的日期之后，下一步，我开始跟她说明她需要在心理治疗中扮演的角色，以及她对于我作为一个治疗师可以有的期待。研究显示，向病人告知这类信息，相比于不告知这类信息来说，能够让治疗获得更大的效果（Luborsky, 1984; Nash et al., 1965）。

　　T: 我要跟你说一些关于后续的正式心理治疗阶段的事；这在某种程度上跟先前的访谈阶段有些不同。在评估阶段，我是在引领对话。

我询问了你前来接受治疗的原因，然后又询问了关于你父母的事，还问了许多你成长过程的内容。在以后的正式治疗阶段中，我不会再那样引领对话了。重要的是，你要引领我们的对话。也就是说，在我们工作时，你需要把任何头脑中想到的内容组织成语言，哪怕这些想法可能初看起来很傻、很丢人或有些跑题。实际上，尤其是在你觉得自己的想法傻、丢人、跑题的时候，就更应该把它们说出来，因为，正是从你脑海中自发浮现出的这些想法中，我们才能进行探索，从而更好地理解你，理解你为什么是现在这个样子的，为什么会为你谈过的那些人际关系中的问题而忧虑和烦恼。

P：可是，如果我想到什么就说什么，这不就背离了之前说过的要对那个主题进行聚焦的原则了吗？

T：这是一个好问题，不过我的回答是，这样做不会背离之前的聚焦原则。你看，你的任务就是不加过滤、不加选择地说出脑海里的任何想法，而我的任务则是对你的话进行思考，然后把你告诉我的内容跟我们工作的焦点联系起来。举例来说，你也许正在说着前阵子发生在你和丈夫之间的事，突然间你却想起了那天晚上做的一个梦里的情节。这时候就请告诉我你突然想起的那个梦！或者说，你也许正在描述着孩子们跟你讲过的一些事，却突然回忆起了自己的一段童年记忆。这时候也请让我知道你回忆起了什么。你也许还会有些关于我的想法或感受，你可能觉得这跟焦点无关，或觉得说这些会让你觉得不好意思。但也请你说给我听。

你看，基于你在这里跟我讲到的内容，你和我将会一起越来越了解你的生活和你的这个人，也会越发理解你的这个至关重要的焦点问题。我们还有另外一种方式来深入了解你和你的人际关系。就是说，我们不仅可以从你描述的那些你当前生活中的关系和早年记忆中的关系里更好地了解你，还可以从此时此地的这段关系中获得素材和资料：那些你对我的感受和想法同样是我们工作的重要信息来源。这些你对我的感受和想法能从另一个侧面折射出你在其他人际关系中遇到的那些反复出现的困境。

在详细地描述了治疗时自由表达（speaking freely）的重要性之后，我又强调了要在采取行动之前先进行讨论和思考的重要性。

> T：让我说个"规则"啊。一方面是你要尽量说出脑海中的想法和感受，另一方面重要的是，我们需要在你付诸行动之前先讨论任何你所做出的重大决定。这并不是因为我要给你提什么建议或意见。心理治疗其实并不是关于给建议的。我们要做的是，在你将决定化为行动之前，先讨论它们，从而确保你已经尽可能多地理解了你决定背后的动机的意义。对于重大决定来说，你应该尽可能了解你决定背后的深层原因，而不只是粗浅地进行判断后就执行。
>
> 我说的这些重大决定是指类似辞职、分居、大额贷款或终止治疗这类。

然后，我又继续向她描绘了我作为一名治疗师的任务。

> T：你之前问过，说是不是想到什么说什么会干扰治疗的聚焦。我的答案是，不会的。你的工作是尽量说出尽可能多的脑海中的想法。而我的工作则是维持治疗的焦点。也就是说，我将扮演的角色跟之前评估阶段中的角色会有所不同。在评估阶段，我会问你一些特定的问题，询问你生活中特定的领域。一旦正式治疗开始，我就不会再像那样引领我们的对话了。我会允许你畅所欲言，说出心里所想。我的工作是努力倾听和理解你的话语，把那些最初看起来并不清晰的内容组织成更为清晰的语言，从而让我们能够更加理解这些主题的含义，更加理解那些所谓"跑题或无关"的想法背后的意义。
>
> 有时，你会发现我很沉默，比我之前几次见你时表现得沉默许多。那是我在认真倾听，在思考该如何把我对你想法的理解转化成清晰的语言呈现给你，那样我们才能更好地探索和解决你谈到的生活中的困境，才能更好地让你的需要得到满足，让你不再因为害怕对别人造成不

良影响就却步不前。

在此，我向她描绘了她需要承担的自由联想（free association）的任务，描绘了先用言语和思考而不是贸然用行动应对问题的重要性。我还解释说，我的角色也包括力图理解那些对话中浮现出的主题的意义，维持我们工作的聚焦性，分析我们之间的关系，再就是告诉她我对事情的理解而不是给她提建议。

在明确地说明了我们各自的任务之后，我问她对我刚才说的那些内容有没有什么疑问。

> P：这听起来挺好的。就这样吧。
>
> T：你还有什么问题吗？
>
> P：没了。
>
> T：嗯，可能对你来说，即使有疑问，也不那么容易讲出来。因为，把你的问题和担忧说出来正是你困难的核心所在。直接说出你的想法对你来说挺难的。
>
> P：（不好意思地微笑着）嗯……你是对的。这么说很有意思。但是，我确实没有想到什么问题。
>
> T：好。那我们下周二开始第一次正式的治疗会谈，也就是3月5号早上9点。然后我们的最后一次，也就是第16次会谈将会在6月18号。
>
> P：那下周二见。
>
> T：好的。

在社会化访谈结束后，Benton 小姐离开了，于是我开始扫视了一遍之前写下的 CCRT。以后，每次治疗会谈之前我都会回顾一下这个 CCRT，将其作为治疗的核心来看待，提醒自己治疗的焦点是什么，并且加深我对她 CCRT 的印象和理解。

总　　结

　　社会化访谈是紧随评估阶段之后而在正式治疗开始之前的单次访谈。在社会化访谈中，我会向 Benton 小姐呈现她的 CCRT 并探索她对此的反应。鉴于她优秀的心理学头脑，我并不奇怪她很容易就接受了这个 CCRT。然后，我向她介绍了心理治疗的过程，告诉她尽量进行自由联想的重要性，和在贯彻决定之前先跟我讨论的重要性。我还向她介绍了治疗中我所扮演的角色，即努力维护治疗焦点，以及跟她分享我对治疗中浮现出的诸多主题的理解。再然后，我跟她讨论了16次的治疗时限，并尤其说明了第一次和最后一次会谈的日期。

　　我向她询问了她对上述内容的不确定想法和顾虑。Benton 小姐对我所说的内容都比较接受，除了似乎有些担心治疗时限的事。在强烈的反移情的影响下，我忽略了她的担心，没有探索治疗时限对于 Benton 小姐的意义，及其与她次级 CCRT 之间的联系。对于这一动力的忽视造就了我的反移情错误，而这个错误的后果会在后续的治疗中浮现出来。社会化访谈结束时，我跟她说下周再见，这也就是我们第一次正式治疗会谈的前奏。

第九章

第一阶段（第 1—4 次治疗会谈）：
展现 CCRT 的普遍存在性

Benton 小姐的短程动力取向心理治疗的终极目标在于，帮助她实现她的希望，即能够把自己的需要放在首位，并且不再做出那些否认自己希望的自我反应(RS)。我们希望通过持续聚焦的方法来实现这一治疗目标，从而帮助她理解并修通她的那种移情扭曲性的他人反应。具体来讲，在我们的治疗工作中，Benton 小姐将会理解、修通并处理那些早期的童年经历，因为正是这些经历导致了她的恐惧，让她害怕只要自己主动地追求自己的自主性希望，别人要么就会受到伤害，要么就会反过来伤害她。

在这段短程治疗中，我的任务是保持一种积极和警觉的对于关系片段的聚焦。如果她讲述的内容跟关系片段无关，那么我就倾向于不去注意这些内容，而是最多会在脑子里对它有个印象。但是，总体来说，我会等待并鼓励病人给我讲述关系片段。任何时候，只要听到了关系片段，我就会分析这个片段可以怎样帮助我们理解她的 CCRT，以及 CCRT 的童年根源。

总而言之，在长程心理治疗中，我倾向保持一种均匀悬浮的注意 (even hovering position)*，倾听并思考病人告诉我的许多事情——无论是

---

* 均匀悬浮的注意，即even hovering position或evenly-suspended attention，是弗洛伊德提出的技术，指的是精神分析师需要在分析中进行的一种无指向性的倾听，完全抛开任何理论假设或治疗目标，放空内心，对于病人讲述的任何内容给予平等的关注，不会厚此薄彼，从而允许病人进行更为充分的自由联想，也允许分析师自己的潜意识自由运作。这类似于Lacan说过的把每次治疗会谈都当作第一次会谈那样工作。——译者注

她的感受、幻想、忧虑（concern）、梦、怀疑、担心还是互动。而在短程心理治疗中，我不会这样做。在短程疗法中，我会全心专注在对于关系片段的倾听上。

在第一阶段中（第1—4次治疗会谈），我的目标是向 Benton 小姐指出，她的 CCRT 是如何频繁和强有力地支配着她每天生活中的人际行为的。为此，我把注意力主要放在了关系片段上，倾听她的 CCRT 或其组成部分。借此，我可以让她注意到，她在生活中是多么频繁地无意识地进行着标志性的顺从反应（RS），知道自己总是在自然而然地害怕别人在自己想要实现心愿（W）后对自己发怒或被自己伤害（RO）。以这种方式，先前自动化的自我和谐的行为变得更加突显，从而更加可以在意识层面去控制和深入了解。

随着 Benton 小姐走进了我的办公室，我们的第一次正式治疗会谈开始了。她坐了下来，问了一个问题。

　　P：（坐下，环顾四周，然后注意到录音机开着）它开着吗？

　　T：嗯。

　　P：我想就是……之前都签过那么多协议了（录音许可）。所以我猜它一定是开着的。

如果是在长程治疗中，我也许会探索 Benton 小姐关于录音的想法，但是在短程心理治疗中，因为她关于录音的想法似乎不会干扰她在治疗中打开自己，所以我就没那么做。反之，我继续倾听，随时准备好识别和处理那些关系片段。

　　P：那……现在……我就开始不断说话了？

　　T：嗯。我猜这可能会让人觉得有点别扭。我不再会像评估阶段中那样问许多问题了。但确实，你要做的就是努力说出头脑中想到的任何东西，就像我们上周讨论过的那样。

通过这些评论，我共情性地承认了 Benton 在第一次会谈开始的前几分钟里体验到的别扭。我的评论可以被视为是支持性的和共情性的，而它也是信息性的（informative），因为通过这些评论我再次强调了我在治疗中对她的期待。在这些评论之后，我再次变得沉默了，并且意识到她还没有描述过任何关系片段。Benton 小姐似乎在听到我的评论后放松了不少，似乎已经在治疗关系中感觉到了足够的安全。她谈起了一件上周我们见面之后发生的事。

> P：上周没发生多少事，我还一直感到有些情绪低落。我猜，我担心的是这16次会谈的治疗是否足以让我变成一个开心的人。那个截止日期，它给我们的工作加上了一个限制，而且好像意味着我们真的能在16周里就解决我的问题，不知是不是这样？我不知道到时候我会怎么样。我会被丢开不管吗？我觉得这就是让我感到困扰的问题。

我提醒自己，Benton 还没有描述过什么关系片段。她似乎在告诉我她对治疗结束的担心，害怕自己会在问题没有解决的情况下就被丢开，从而以后只能独自面对自己的问题。这种担忧暗示着她害怕我会苛刻地遵守治疗日程而毫不同情她的健康情况，害怕我会在治疗结束后抛弃她，让她独自面对那些麻烦。因为我太过专注在倾听关系片段上，我再次忽视了 Benton 小姐的暗示，而这正与她跟我之间的关系片段有关。她话里的意思翻译过来就是，"Book 博士，我想跟你有一段永恒持久的关系，直到我完全变好为止（W）；但是我好怕你会抛弃我，毫不犹豫地过早地抛弃我（RO）；所以我会犹豫，会试探，会担心，不确定能不能信任你，能不能跟你建立联结（RS）。"读者可能会注意到，上文恰好反映了她的次级CCRT，那个我没有选择去工作的 CCRT。

然而，因为我的"出版"反移情，我希望 Benton 小姐能够成为我写作CCRT 法 BPP 时的完美病人，所以我被蒙了心窍，没能将她的担忧识别为RO 的一部分。因此，我也就没能在当时评论和探索她对结束的担忧，即她说怕被我弃之不顾（她的 RO）。反之，我采取了一种支持性的、安抚性的态度。

　　T：哦，这是病人对时间限制的常见感受。是一种常有的担忧。你
会发现，随着治疗继续进行，这种担忧会逐渐减弱。请跟我多说说你想
到的别的事情吧。

　　我回避和忽视了她对结束的担忧，低估了这件事的重要性，从而没能
预测到结束阶段跟她分离时将会出现的问题。

　　P：自从上次见你之后，我就开始思考自己的这种满足任何人所有
要求的需要。

　　此时，Benton 小姐似乎正处在描述关系片段的边缘：她描述了她想
要照顾别人的需要，但是说得太过笼统，不够具体。为了听到一段更加具
体的关系片段，我询问她。

　　T：能给我举个例子吗？
　　P：好吧，跟女儿在一起的时候，我总是努力让事情都很美好。
　　T：最近有什么这类事情发生吗？

　　在此，我敦促她说出一个具体的关系片段。

　　P：好的。就像上周末，女儿给我打电话……

　　听到这句"上周末女儿给我打电话……"，我的耳朵一下就竖起来了。
这半句话提示着，Benton 小姐即将开始描述一段最近发生的人际互动。

　　P：……我女儿给我打电话，跟我说她的车抛锚了。当时我穿着睡
衣正在为今天晚上的聚会烤饼干呢。可就在我意识到自己正有任务在
身之前，我随口就说道，"你在哪呢？我马上就过去。"然后我就钻进面

包车，一路接上她又把她送到了学校。

为什么？这是为了什么？她本可以自己去搭公车的！要么就打车！为什么我自然而然地就停下了手头的工作然后去营救她了呢？她已经是个大姑娘了。她可以照顾自己的。

T：她要求你去接她了吗？

P：没有。这点最不可思议。这就是你之前跟我描述过的我的模式。现在看起来，事情一直都是如此：我放弃了自己正在做的事，转而去满足别人的需要。

T：或假想出了别人的需要。因为在这件事里，Roberta 根本就没要求你去。似乎前往营救她的压力来自你自己的内心。

P：是的，可为什么呢？

T：就像你说的，这恰恰就是我们之前谈论过的你的模式。而你好像很快就熟悉了这个模式的内涵。你的希望是继续做你感兴趣的事——烤蛋糕（W）——但由于某种原因你最后把自己的兴趣丢到一旁，却做了你想象中你女儿想让你做的事——送她去学校。然后你感到沮丧，为自己的表现所气恼（RS）。

P：就是这么回事！这就是你之前指出的那个模式。但是它似乎停不下来。我甚至在事情发生时根本没有意识到。还有，你是对的——她想让我开车接送她，这是我的假设。

在倾听 Benton 小姐说话的时候，我被她迅速的反应和理解能力所震惊了。对于大多数病人来说，我需要在第1—4次会谈中一遍又一遍地指出 CCRT 的存在，指出 CCRT 在她跟朋友、家人、同事之间，在她童年和青少年的记忆中，不断地发生着。在 Benton 小姐的案例中，事情并非如此。她自发地、敏捷地识别出了自己的日常互动中浮现出来的那些 CCRT。[*]

---

[*] 本书作为教材和手册，选中了Benton小姐这位"完美"病人，加之本书作者又是经验老到的行家里手。所以，如果在临床实践的过程中，作为本书读者的你惊讶地发现自己的案例与Benton小姐的案例就像"买家秀"与"卖家秀"一样有着云泥之别，也请不要惊慌，不要对CCRT-BPP失去信心。——译者注

此处，我还注意到，Benton 小姐似乎对我的面质感到好奇。当时我说她假设了女儿希望她开车接送这件事，然后又对自己的假设做出了反应，而这并不是女儿要求她做的。也就是说，她似乎接受了这个说法，认可了那种要去接送女儿的压力是来源于她自己内心的，即使最开始她认为是女儿要她去接的。这种对于自己生活和自己内心的好奇心，以及将自己视为主动行动者的能力，都预示着后续治疗的成功。她能够如此早地就确认了她的 CCRT 发生的频繁性和无处不在性，这表明，我们的工作或许可以快一些过渡到治疗的重点阶段：认识并修通 RO 在早期童年生活中的根源。

Benton 小姐能够如此早地就在治疗中识别出自己 CCRT 的存在，并对此抱有好奇心，这是很罕见的。在前几次治疗会谈中，大多数病人都表现不出这种程度的自发理解能力，他们需要治疗师指出 CCRT 在他们描述的 RE 中的存在。为了呈现出这种更为常见的情境，让我返回 Benton 小姐所描述的她与女儿的关系片段中，虚构一下，在这种治疗的早期阶段，如果面对的是大多数常见的病人，那么事情会如何发展。

> P：抱歉我来晚了……我睡过了……不是有意的。
>
> T：发生什么了？
>
> P：我女儿给我打电话，跟我说她的车抛锚了。当时我穿着睡衣正在为今天晚上的聚会烤饼干呢。反正，我就不得不放下了手中的事开车去找她了。真是够累的。最后我们回家的时候都半夜了，我还得继续把饼干烤完。所以我睡得特别晚，结果就睡过头了，然后就迟到了。对不起。不管怎样，对不起……
>
> T：让我来看看我是不是理解了你说的事。你当时正在烤饼干，那是你当时必须要做的事情……
>
> P：是啊。我已经答应别人为这个月的聚会准备饼干了。
>
> T：嗯，然后你女儿打电话给你说她的车抛锚了。
>
> P：对。
>
> T：然后你就抛开一切去接她了（RS）。
>
> P：是。

T：为什么呢？

P：（困惑）为什么？什么为什么？

T：为什么你抛开一切去接她？

P：（困惑）那，要不她怎么回家呢？

T：好吧。她当时在哪？她怎么才能回家？

P：她在朋友家里，跟其他好多孩子在一起。那有个聚会。

T：嗯，也许她可以搭别人的车回来？或者叫一辆出租车。

P：啊……是……是这么回事……但是……

T：但是什么？

P：好吧，当她打电话的时候……要是我说"不"……或让她打车……这也太……

T：太……太什么？

P：太伤人了。那是很差劲的做法，也是一种对她的拒绝。

T：这些听起来耳熟吗？

P：你什么意思？

T：这是我们之前讨论过的模式，不是吗？如果你做你需要做的事，继续烤饼干，问问女儿是不是有别的回家的合适方法，那你就会害怕伤害她，而这就是我们一直在工作的焦点所在啊。

P：啊，是啊！对对！我觉得如果不照顾她我就太残忍了……所以我把烤箱里的东西取了出来，去接了她，甚至都没意识到她还有其他的办法回家。

T：正是！

在这段虚构出来的对话中，Benton 小姐最初没有意识到自己行为的意义，没有发现她的做法正是她 CCRT 的一次体现。她需要在我给予澄清和面质之后才能逐渐意识到，自己对于伤害女儿的恐惧（RO）是如何导致了自己对于女儿要求的服从，从而把自己的希望丢到一旁的（RS）。通常，当治疗师听到这样的一个 RE 时，他必须唤起病人的注意，让病人注意到自己的行为如何受到了她 CCRT 的影响。正如我说过的那样，

Benton 小姐领悟得极快，很早就能在我不进行太多引导的情况下觉察到自己的 CCRT。她能够将事情以迅速和深刻的方式联系在一起。

下面我继续说，还是借用这个虚构出来的情境，不过稍加改变。在这段编造出的对话中，如果 Benton 小姐没有听懂我的澄清，那么我该怎么做？让我们回到这段对话中，从我提醒她注意模式的相似性开始。

　　T：这些听起来耳熟吗？

　　P：你什么意思？

　　T：这是我们之前讨论过的模式，不是吗？如果你做你需要做的事，继续烤饼干，问问女儿是不是有别的回家的合适方法，那你就会害怕伤害她，而这就是我们一直在工作的焦点所在啊。

　　P：我还是没听懂。

　　T：我们已经把工作的焦点放在了你的人际关系模式上，你希望在关系中实现自己的想法，满足自己的需要，比如烤饼干，但是你害怕这样做会伤害别人，比如给 Roberta 带来不便，让她觉得难过。对吗？

　　P：对啊。

　　T：那在你刚刚描述的跟女儿的互动中，你是不是希望可以继续烤饼干？

　　P：是啊。

　　T：但是你觉得要是那样做了，要是不马上赶去接女儿，她就会伤心。

　　P：对啊。

　　T：所以你放弃了自己的希望，因为你害怕，如果你继续做自己想做的事，继续烤饼干，那么女儿就会伤心。你不觉得这件事很符合我们之前决定聚焦的你的模式吗？

　　P：哦！啊！这下我清楚了。

由于上文中的 Benton 小姐在理解自己行为是如何受到了她 CCRT 的支配方面有困难，我重复了一遍她的具有概括性的 CCRT，以此评估她对自己 CCRT 理解的程度。然后，我将她刚刚描述的关系片段拆解成 W、

RS、RO 这三个组成部分。之后再分别处理每个组成部分，从而更好地判断她到底对哪个部分不够理解。如果 Benton 小姐说自己还是不明白，那么我就会说些类似这样的话，"好吧，也许将来还会有其他例子能让我们看到之前决定聚焦的主题。"然后，我就回到倾听的状态，并鼓励 Benton 小姐继续她的叙述。我也有可能会对她的心理学头脑有所怀疑，或思考她是不是使用了什么低水平的防御机制，比如否认，因为她看起来很难理解在刚才描述过的情境中，她的 CCRT 对她的行为造成了怎样的影响。

让我们回到我转录出的治疗逐字稿中，回到 Benton 小姐在治疗中的真实样子。在思考自己为什么会赶去接女儿的时候，她自发地识别出了自己的 CCRT。她好奇为什么要赶去营救女儿，过了一会又明白了女儿其实本可以照顾好自己。在这一时刻，我对她的好奇心给予了鼓励，决定探索为什么 Benton 小姐会抑制自己的希望，不让自己继续做爱做的事情。

> T：所以，当她打电话时，你放下了手边正在做的事，几乎不管不顾地开车去接她了？
>
> P：是的。
>
> T：如果继续烤饼干，告诉她你现在正忙，这种应对方式会让你觉得如何？
>
> P：哦……我不能。我不能想象自己是那样的……自私。我的意思是……当时天气很冷……她可能正在受冻。

我注意到，这里存在着两种相互冲突的观点：她在意识层面相信女儿可以照顾好自己，然而在无意识幻想中认为如果把她的需要放在首位，女儿就会不舒服和受到伤害。我试图让她注意到这种矛盾。

> T：这听起来很熟悉：你相信，做自己想做的事——继续烤饼干——会伤害你女儿。而我认为你十分相信这一点，即使你同时还有另一种截然相反的想法，就是女儿可以自己照顾好自己，可以找人送她，可以坐公车，或坐出租车。

P：嗯……（困惑，沉思）对，对。这是种矛盾……

T：我想知道为什么会这样？我很好奇你的这种为自己着想就会伤害别人的信念是如何开始形成的？

通过这些话，我试图激发她的好奇心，让她好奇这种 RO 背后的移情性信念是如何产生的。

P：我不知道我为什么会有那种感觉。

T：嗯，我对你说的任何关于这种信念的想法我都想听。即使这些想法没什么道理。

此时，我提醒并鼓励 Benton 小姐进行自由联想，说出任何与伤害别人这件事有关的想法和念头，即使它们看似没有什么逻辑性。

P：（有点沮丧）我好像真的什么想法都没有。

由于感觉到她在我的催促下有些沮丧，我退后了一些，把焦点转回她在本次治疗会谈一开始时所说的话："自从上次见你之后，我就开始思考自己的这种满足任何人的所有要求的需要。"我十分希望她能够再叙述一个 RE，来丰富和加深我们对她 RO 中嵌入的移情扭曲的理解。

T：你提到过你不得不去照顾别人。我希望你能再跟我多说些关于这种倾向的想法。这可能会对我们的工作有更多帮助。

P：好吧，我妹妹昨天打电话问我能不能开车送她和她的孩子们去趟服装店。我当时就想起了你跟我说过的话，所以我跟她说了不，说我去不了。我很惊讶我竟然说出来了。但内心中的一部分却感觉到了愧疚。

T：然后呢？

P：她说好吧，但是听起来有点不高兴。

T：在你的预期中，她可能会有什么反应？

P：我猜，我的预期是她会特别生气，就好像我给她带来了很大不便，让她很失望。

T：啊。我就是想说这个。现在，我认为，你能说出自己的想法和照顾自己，这是一方面，但是，另一方面却是，你预期别人会在你把自己摆在第一位后变得愤怒。尽管听起来她有些烦躁，可她却没有像你预期的那样变得愤怒。

在此，我面质了 Benton 小姐，让她看清了现实和幻想之间的差别：她妹妹的实际表现和她预期且害怕出现的妹妹的反应（RO）是不同的。我这样做并不是为了指出她的错误，也不是想说她的非理性信念很愚蠢，更不是鼓励她放弃这类幻想，而是想通过这种面质突显她的预期，并将这种预期（RO）跟现实中她妹妹的反应进行对比。借此，我希望激发她对自己的猜想和这种猜想形成原因的好奇心。在 Benton 小姐的回应中，她将自己的 RO 和早期的童年经历联系了起来。

P：我猜是这样的。我猜，我确实预期她会变得非常生气。你一定记得我父母对我的态度，这种预期一定是在那些经历中形成的。我小时候，他们总是那样大喊大叫。

T：这点很重要。因为你成长在一个充满争吵叫喊的家庭里，我们不难理解你也许会自动地预期别人也会以同样的方式回应你。

在此，我第一次尝试了在她童年经历和当前预期之间建立联系。也就是说，她曾经经历过的父母对她的反应，导致了她在当前生活中对于别人反应的预期。借此，我开始分析她对别人反应的预期中的移情，而这种分析的背景则是她早期与父母之间的关系。尽管我非常有兴趣探索这些童年经历，了解这些经历跟她当前生活中对别人反应的预期之间的移情性联系，但是 Benton 小姐却开始叙述别的内容了，而这些内容在方向上与之前的童年经历略有不同。

P：我不仅害怕别人会生气……就说我丈夫吧……他不会大喊大叫……比如每天早上我都会把咖啡端到他床前……即使是在我不想做或有别的事要做的时候也会那样……因为如果我说不给他端咖啡的话……我会愧疚……会觉得我没有让他完全满意，没有让他的世界保持完美的状态。

T：就像你让他失望了一样？

P：是的。就像我会让他不开心一样，让他失落一样。所以我每次最后都会给他端咖啡；否则我就会感到内疚。

T：所以你是说，有时你会担心如果你不按照别人的需要去做，他们就会生气。但是，在另外一些时候，就像你刚描述过的跟丈夫相处的例子中，你觉得如果你不按照别人的需要去做，他们就会遇到不便或受到伤害？

P：我想过这事。这也跟我的父母有关。也许小时候，我会为他们的争吵感到愧疚；也许我认为自己导致了他们的矛盾。

T：跟我多说说这种感受，你说你觉得自己对他们的争吵有责任。

P：我猜，我内心中的一部分觉得如果我真的是个好孩子，一点都不惹事，从来都很乖，那么他们就不会那样每天打架了。

T：似乎你觉得如果你足够乖他们就会停止争吵不再打架。而如果他们一直争吵，就说明你不够乖、不够好。

P：但是没人能真正阻止他们争吵。更别说一个孩子了。

T：确实如此，但是我认为，你或许曾经相信你的表现能让他们的争吵停下来。我们再多说说这个想法吧，就是你刚说的，如果你表现得足够好，生活就会变得美好。

P：至少会让我妈少心烦一些吧。我妹妹调皮捣蛋的时候，妈妈就会很心烦，很生气，惩罚她，因为她小时候真的太淘气了。我猜，我曾经觉得如果自己表现得好一点，生活就会平静一些。

Benton 小姐开始将自己对于他人会生气或受伤的假设与她早年跟父母的经历联系在了一起，这不仅反映出了她优秀的心理学头脑，还折射出了她将自己同时视为主动行动者和受害者的能力。在前四次会谈中，我们花了不少时间回顾这些主题。尽管在本书早先的综述中，我明确地区分了评估阶段、社会化访谈和治疗开始阶段这三个阶段，但是病人常常会在见到治疗师的那一刻起就体验到一些具有治愈性东西。有些病人，如 Benton 小姐，很快就能注意到他们 CCRT 的无处不在性，进而在正式治疗的第2次或第3次会谈就开始就童年经历中的问题根源进行工作。在第3次会谈中，Benton 小姐结合了我们在评估阶段的工作，做出了如下陈述。

　　P：自从开始来你这，我就开始注意到，自己是多么习惯于退缩而不敢说出自己的需要，我也一直在努力地做出一些改变。

　　T：你是说，即使在评估阶段中，你就已经能从我们的观察和讨论中有所收获了？

　　P：是啊。我回家以后会进行思考。我开始发现了自己的不幸童年与当前生活中许多事情之间的联系。比如我愧疚的感受是怎么来的。

　　T：所以，你已经在运用这些思考，以一种积极的方式尝试着改变你的行为了（试图实现自己的希望）。太棒了！（我认可并镜映着她的成就。）

尤其是在短程疗法中，对于那些积极变化的认可（acknowledge）是非常重要的。这会让病人持续关注治疗的目标，即实现希望。对于进步和获益的认可同样也能够抵消退行。除了评论这些积极的改变之外，治疗师还应该鼓励病人面对她的恐惧对象（phobic objects）。我鼓励 Benton 小姐做那些她害怕的事情——说出自己的心里话——从而让我俩审视那些她猜想中这种做法会导致的 RO，再审视现实中他人真实的反应。从而，我们可以观察两者之间的差异，对比她害怕别人受伤或生气这一移情性恐惧与他人真实的回应之间有多么不同。* 进而，这种对比又能激发我们对这些移情性假设和它们的童年根源进行更深层次的探索。病人注意到了自己的猜测与他人的真实反应之间的差别，这种体验是有治愈效果的，因为它可以削弱 RO 对于病人的控制力。

> T：跟我多说说你觉察到的你对待别人的模式。
>
> P：好的。我前几天去了一个精品肉食店，有个陌生女人就站在我旁边。售货员看着我，示意我过去，然后我却跟那个女人说："哦，不，不，你先来。"然后就让售货员先接待那个女人了。之后我问自己，"为什么我要这么做呢？"我的意思是，以前我都没注意过自己的这些行为。但是现在我会有觉察。为什么我要让她先去？我们是同时站到那的。现在我会质疑这些自己以前从来没注意过的做法。

通过这些话，我们可以看出，Benton 小姐对于之前习以为常的那些自动化的、自我和谐的行为，即她对于自身主动性的抑制（RS），有了越发广泛的觉察。不仅如此，随着对于自身 CCRT 越来越敏感，Benton 小姐在一定程度上获得了对于自身行为和感受的掌控力。这种控制力说明了，仅仅是领悟本身就能带来获益，即使她还尚未修通自己的 RO。

而且，在这个治疗阶段，即使我和她还尚未开始积极地回溯和修通她 RO 的童年根源，Benton 小姐的言语却表明她已经开始探索那些根源了。

> P：上周离开你这以后，我开车去看爸爸，路上我想了不少我们讨论过的内容。

---

* 在一些情况下，移情扭曲和强迫性重复之间有一种中间态，那就是别人真的做出了病人所害怕出现的反应，但早先病人却没有在潜意识的影响下故意做出什么先发行为或对于交往对象进行选择。此时，对于病人情结的修通工作就是识别、指出、理解病人对于RO的那种过分敏感和过分在意。——译者注

此处，Benton 小姐正要开始描述一个关系片段。于是我专注地等待和倾听着。

> P：我不是一直在募捐筹款么，他答应过给我写张支票捐点钱。一路上我就想，如果他的吼叫仍然让我不安，那我也没必要忍耐，我其实可以告诉他不要那样做。也许，小时候我做不到。但是现在我是大人了，我可以的。所以我就跟自己说，如果他再跟我吼，我就告诉他停下来，否则我就离开。我很满意自己的这个反思。
>
> T：那你后来见到他时发生了什么？
>
> P：没过几分钟他就跟我喊起来了，于是我说："爸爸，请不要跟我喊。如果你再喊我就走了。"然后他就不喊了。（大笑）他不喊了，我也没觉得愧疚。我拿了我的支票，走的时候心情挺好的。这一切的发生都是因为我们之前的工作啊。
>
> T：真好！真是太了不起了。来看看你的变化吧。你以往总是不表达你的需要，因为害怕别人会受到伤害或变得愤怒。可是这次，你说出了你的需要——爸爸不要再冲你喊叫——然后你做到了。他闭嘴了。他没有被摧毁，他也没摧毁你。

这个情境也许好到显得不真实。在治疗早期，Benton 小姐就能站出来，直面那个在孩童时代向她灌注对于暴力和报复的恐惧的重要人物。在我们的预期中，父亲可能是所有人中最后一个她直面的人。然而，她却做到了，出乎我的意料，而他也没有变得愤怒，或像我猜测的那样把她赶出房间。

让我再暂停一下，虚构一个更加符合她父亲经典形象的情境，看看如果事情是那样发生的，我们该怎么办。

> P：没过几分钟他就跟我喊起来了，于是我说："爸爸，请不要跟我喊。如果你再喊我就走了。"……然后……然后……他面红耳赤，向我喊道："好，那你就给我滚出去！滚。这是我的办公室，我想怎么说话

就怎么说话。"

　　我哭着离开了。他让我很受伤（哭了起来），让我觉得很糟糕、内疚。之前的说法根本不管用。我按你说的做了，结果你看事情变成这样了。

　　在这种情境下，我们该怎么理解，怎么对她做出回应呢？首先，我很可能会先去容纳我自己那包含愧疚、气愤、困惑的反移情反应。愧疚来源于我在潜意识层面认为自己帮她说出内心希望的努力起了反作用，事与愿违反而让她受到了伤害。我也许还会对她的那句"我按你说的做了，结果你看事情变成这样了"感到好奇。在这个情境下，这句话暗示着，一次强烈的活化正发生在我跟 Benton 小姐之间。在活化中，她的行为改变，她直面父亲说出自己的希望，都仅仅是貌似在为实现 W 而服务，但是从临床的角度看，这种改变和新行为都只是出于对她感受到的我的需要的一种顺从。换句话说，尽管她看似在父亲面前表现出了自主和独立，站了出来为自己说话，但实际上她这么做可能仅仅是因为感受到了我想让她这么做（RS）而已。

　　那在这种情况下我接下来该怎么做呢？首先是要识别并确认她对于说出自己需要的尝试，以及她对最后结果所感到的挫败和迷惑。

　　T：太糟糕了，没想到事情最后变成这样，你再一次受到了伤害。尤其是在你努力说出自己需要的情况下。

　　在做出了这些共情性的评论之后，我可能会追加一个面质。

　　T：你尝试努力地把自己的希望变成语言说出来，告诉父亲不要向你吼，这是非常令人敬佩的。但是他的反应似乎让你很惊讶。鉴于你对你爸爸的了解，鉴于你跟他一起生活了这么长时间的经验，他对你做出的这种行为和言语的反应真的那么出乎你的意料吗？事实上，如果他没这么反应可能才让人惊讶吧？

　　在此，我所做的一方面是认可她对发出自己声音的努力，而另一方面则是质疑她为什么选择了父亲来进行尝试，要知道，父亲有着悠久的言语虐待她的历史。当然我还会建议她继续尝试，不过是跟别人，不是父亲。

> T：然而，我还是认为你可以再尝试尝试，努力说出自己的需要，不过是跟别的对象。因为，正如你一次又一次跟我指出的那样，让你不敢说出自己希望的一个重要原因就是你预计所有别的人在知道了你的希望之后都会发怒（RO）。

让我将这个假设情境继续虚构下去，因为这个情境中包含了一次明显的活化，其有着非常丰富的意义。请记住，活化并不是关系片段，它不是病人描述的她与别人之间的一次互动。活化是发生在当前治疗师与病人之间的一次生动的事件，其中，病人将她 CCRT 中的核心元素，尤其是 RS，栩栩如生地表演了出来却毫不自知。活化为治疗师提供了一个现场阐释病人 CCRT 的机会。它内容之丰富、治疗效果之深刻，都来源于它的"鲜活"和"此时此地"。这种真实而充满情感的冲击力让来访者很难回避或拒绝。

在 Benton 小姐描述了她尝试向父亲表达内心声音的故事之后，她说，"我按你说的做了，结果你看事情变成这样了。"这句话暗示着，向父亲表达自己内心的声音这件事也许并不是一种实现 W 的尝试，而实际上只是一种她 RS 的反映——也就是说，顺从我并做那些她认为我希望她做的事。我会用我惯常处理任何活化的方式处理眼前呈现在治疗室中的动力：将活化的过程用言语描述出来，呈现给病人，再跟她一起探索和理解。

> T：我注意到之前你说，事情最后变得特别糟糕，可你只是"按我说的做了"。跟我多解释一下这句"按我说的做了"好吗？

此处，我首先是将活化用语言叙述了出来，然后把重点放在了对于她的 RS——服从——的探索上。

P：什么意思？

T：你说按我说的做，这句话是什么意思？

P：嗯，这，我认为，我之前就暗暗明白，当面挑战我爸不是个好主意。正所谓本性难移，他永远都会是那个样子。

T：但你还是硬着头皮去做了。

P：是啊，这似乎就是你想要的。呃，我觉得我不能质疑或者违抗你的建议……嗯……你经验很丰富，再说我也不想让你觉得我没有珍惜你为了帮助我所做的努力。我不想让你因为我生气或恼火。

T：你意识到自己现在说的话了吗？我觉得这种感觉很熟悉。这正是之前我们讨论过的模式：你硬着头皮，把自己良好的判断丢到一旁（RS：抑制自己的希望），然后做了你觉得我希望你做的事（RS：服从），因为你害怕不这样做我就会跟你生气（RO：愤怒）！

P：我从来都没这样想过啊！你是对的！回过头看，我认为我之前确实在担心，担心你会对我失去耐心，觉得我不是个好病人。你可能有许多病人，他们的问题比我严重，迫切需要你的治疗，需要我把这个时段空出来……我不知道你是不是忍得了一个不接受你建议的病人。

在这个假设出来的情境中，我首先聚焦在 Benton 小姐对我服从的这个活化上。然后，我探索并面质了她的 RO：她害怕如果不遵从我的建议我就会对她发火。本情境中的 RO 则是她害怕别人（也就是我）将会在知晓了她的 W（希望按自己的想法去做，用自己的经验判断面质父亲这种行为是否有意义）之后，会对她生气，并且最终把她从治疗中驱逐。再然后，她识别出了自己无意识层面的恐惧，明白了自己先前的想法，即如果不屈从于我的"需求"，去挑战父亲，而是相信自己的判断不那样做，那么我就会对她发火。因为这种由活化所带来的学习和领悟的机会是发生在当下的，发生在她与我之间的，所以会带来强烈的情感冲击。

让我从上述假设出的情境转回真实的治疗会谈，也就是，Benton 小姐跟我描述了她挑战父亲，向父亲说出了自己的想法和需要，而父亲则令人惊讶地默默按她说的去做了，停止了吼叫。此时，这次会谈已经接近尾声，所以我跟 Benton 小姐说时间到了，下周再见。

> P：我们真的能在剩下的14次会谈中完全彻底地解决我的这种模式吗？
>
> T：这似乎让人难以相信吧。
>
> P：是的。

对于 Benton 小姐对治疗结束的担忧，我只做了共情，而没有在她 CCRT 的背景下探索结束对她的意义。她那犹抱琵琶却又连绵不绝的对于治疗结束的担忧，就这样被我再一次忽略了。这已经是她第二次明确地对治疗的结束提出了质疑，她的这种强烈的担忧本应该引起我的警觉，让我意识到这个问题的严重性。我本来应该思考她的这个"14次会谈是否足够？"的问题是否折射出了她 CCRT 中的某个组成部分。尽管她的话并不是在描述一个关系片段，但我却忽略了一个动力取向心理治疗中的重要原则：永远不要忽视任何病人呈现出的跟治疗结束有关的信息。为什么我一直都在就结束的事情安慰她而不是探索她的担忧呢？回过头来看，我相信是我自己对于结束的反移情导致了我先前对她担忧的回避。正如我先前说过的那样，这种反移情反应折射出了许多治疗师在实施短程动力取向心理治疗时的一种常见的困难经历。治疗的结束会激起治疗师的许多担忧：我会成功吗？我真的准确地找到了最合适的 CCRT 吗？如果病人在结束时还没有变好怎么办？如果病人的情况恶化了怎么办？我是不是当初就应该跟这个病人进行长程心理治疗？如果病人在4个月里确实得到了那些收获，那跟她工作4年岂不是能让她获得不可思议的改善？

所有上述问题都反映了治疗师在实施短程动力取向心理治疗中常见的潜意识层面的忧虑，这些忧虑往往跟成功、价值感、自尊、内疚等有关。治疗师必须能够觉察到这些忧虑，并与之斗争。

关于第一阶段的常见提问及其解答

提问：这一切发生得太快了：你们才刚刚进入治疗的早期阶段（第一阶段的第 1 次会谈），可你就已经在对 Benton 小姐的 RO 起源进行移情释义了。我认为移情需要更长的时间才能展开，大概几个月或者一年，难道我错了？

回答：精神分析中将会出现的那种完全体成熟形态的（full-blown）移情神经症（transference neurosis）确实通常需要数月或更长时间才能形成。* 在大多数短程动力取向心理治疗中，尤其是在 CCRT 法 BPP 中，完全展开的移情神经症是不被鼓励的。每周一次，面对面**，有时限，这些特征都会阻碍和限制移情神经症的发生。在 BPP 中，我们所探索和鼓励的，是移情中的那些属于病人特征性 CCRT 中 RO 的部分。正如我在 Benton 小姐的案例中描写的那样，RO 即使在评估阶段中也会浮现并且被鉴别出来。

在某种意义上，说治疗的进展"太快"，这并不是一种准确和有意义的描述。确实，在大多情况下，治疗的进程不会像本案例这样呈现得如此迅速。我很幸运，遇到了像 Benton 小姐这样的病人，她聪明，内省，对自己的内心世界充满好奇，对人们的心理现象有兴趣，而且还能不带防御地审视自己在人际冲突中所扮演的角色。然而，尽管 Benton 小姐很特别，通常，短程动力取向心理疗法就是会进行得较为迅速，当然没有 Benton 小姐案例中演示的那么迅速。迅速的原因之一在于，BPP 有且只有一个焦点，就是 CCRT。这个焦点是在正式治疗开始之前就被识别并得到认可的，所以病人和治疗师都已经准备好在这个唯一的领域上进行工作。另外，治

---

* 移情神经症是弗洛伊德早期提出的术语，用于描述被分析者在接受精神分析的过程中发展出一种新型的婴儿性神经症，即infantile neurosis。也就是说，在接受分析时，病人原本的那种由于早年经历所带来的指向养育者的神经症暂时消失了，而是变成一种指向分析师的强烈的心理体验，分析师成了病人心中最重要的人物，而病人则将婴儿时期的那些强烈的感受和冲突都投注到了分析师身上。——译者注

** 相对于精神分析中的使用躺椅。——译者注

疗师也会积极地探索，并且将病人的注意力引向这一 CCRT，还会阻拦病人的注意力偏离这一 CCRT 焦点。治疗师会非常积极主动地让治疗的中心保持在这一焦点上，这种努力也会提高治疗时间的利用效率。最后，时限本身也会迫使病人更有效、更认真地进行工作。上述所有因素都促成了短程动力取向心理治疗的那种快速的节奏。

　　提问：即便是在真实的 Benton 小姐的案例中，抛开虚构的那些情境，你又怎么知道她在生活中表现出来的那些变化，那些站出来说出自己需要的行为，就不是仅仅在顺从你呢？也许她只是在按照你的意思去做，为了确保你不会因她而感到难过或气愤。

　　回答：对于像 Benton 小姐这样的病人，治疗师确实要小心地确认变化是真实的，是来源于领悟、理解和修通的，而不是由病人服从的 RS 所带来的活化。就像对于任何活化那样，在面对 Benton 小姐时，治疗师需要将这一未被说出的过程转化成语言表达出来，从而跟来访者一起对其进行反思。还以 Benton 小姐的情况为例，我可以这样说：

> 　　我有时会担心，我建议你为自己说话，表达自己的需要，你在生活中的那些尝试和改变是不是仅仅出于对我的服从和保护，觉得那是我希望你做的？就像你总是按照别人的命令去做而忽视了自己的希望一样。我们该怎么分辨事情是不是真像我担心的那样呢？

　　通过这种探索，治疗师可以和病人一起将服从的习惯和成长性的改变区分开来。如果病人确实在成长，那么你就会听到她说起一些希望实现的经历，而这些经历是发生在那些她之前没有描述过的情境中的，是在跟以前没提到过的人物的互动中完成的。这叫作"涟漪效应（ripple effect）"，就是说病人在无意间谈到的内容折射出了她的改变，这些内容并非是之前的治疗过程中关注过的内容，而是一些在病人心中不太重要，顺带说出来的经历。涟漪效应是治疗效果的强力证据。举例来说，在治疗早期，Benton 小姐说她最近感觉精力充沛——还补充说这可能是因为她前一天晚上睡得很香。然后，她以一种近乎跑题的方式，随意提起了最近的一件事，她本应该去参加一个每月一次的聚会，但是她觉得"我昨晚觉得有点虚弱。所以就跟自己说'我从来都没缺席过这个聚会。就算我少去一次也没人会受伤。'"虽然 Benton 小姐自己都没意识到她这段叙述的意义，但是这段叙述确实折射出了她在实现自己希望方面的能力有了明显的提升。

提问：你是不是仅仅关注那些关系片段？

回答：我的注意力主要都集中在关系片段上。我也会对一些非 RE 的忧虑或感受进行关注或给予评论，前提是这些内容让我相信可以作为病人描述关系片段的引子。举例来说，请看下述 Benton 小姐的话：

> 我已经无精打采、心情不好很多天了。我好像对什么事都提不起兴趣，对事情会不会变好也感到很悲观。我恨这种感觉。它们让我很沮丧。我知道这种情况以前就发生过，而且最终我也都从中跳出来了。但是这种状态还是太难受了，每时每刻都让我觉得被压得呼吸困难。

我仔细地倾听着这段关于她抑郁心情的非 RE 描述，与此同时，我思考着在她这种不好的心情状态之前究竟发生了怎样的人际互动。我的最终目标是借用这段非 RE 信息引导她描述一个 RE。在这个目标的推动下，我问道，"你觉得是什么让你这么心情低落？是不是跟之前什么人对你做的什么事有关？"这里的指导原则是，使用临床上看似无关的非 RE 内容，比如突然发生的心情变化，作为跳板，从而询问并鼓励病人说出一些最近发生的可能会导致这种心情变化的人际互动。在这类情境下，治疗师所做的实际上是将病人所描述的情感状态理解为病人 RS 的一部分，进而鼓励病人描述出这个 RS 所在的整个 RE。

另一个重要原则是，治疗师永远都应该对涉及治疗结束的非 RE 性内容保持警惕。治疗师应该思考这些内容是否可以被理解为 CCRT 中的一部分。当 Benton 小姐询问，是否14次会谈以后所有问题都会被解决时，我应该思考，是否 Benton 将治疗的结束体验成了我对她的气愤（RO）。

也就是说，我本应该能想到，她在无意识层面或许相信，如果她挑战了我（W），我就会生气然后想把她赶走（RO）。

　　提问：你向病人解释了很多，教了她很多，比如说出自己的心里话，然后还在她成功完成任务之后给予她积极反馈。这种做法听起来更像是认知行为疗法而不是心理动力学疗法吧？

　　回答：在短程动力取向心理治疗中，确实有认知层面的工作，但是在所有动力取向疗法，乃至精神分析中都会有认知层面的工作。我们所有人，无论是否意识得到，都在以微妙的方式强化着病人的行为、获益、成绩，比如通过不易察觉的措辞、微笑、语调的变化和肢体语言。这些位于支持性-表达性维度（supportive-expressive continuum）上偏于"支持性"的技术都包含认知方面的元素（Luborsky, Woody, McLellan, O'Brien, & Rosenzweig, 1982）。*然而，即便如此，也不能抹杀短程动力取向心理治疗的动力学本质。实际上，这些认知性和支持性的元素为那些动力学的元素，诸如澄清、面质、释义，提供了一个安全的施展环境。在考虑到病人的某些 RO 及其移情根源的情况下，尤其如此。

　　鼓励病人为自己说话，然后在这种行为成功时对其进行奖励，这正是短程动力取向心理治疗的特征之一。鼓励病人尝试新的行为，类似于鼓励病人直面某些令她感到恐惧的情境，这些都是所有动力取向疗法中非常重要的一种手段。仅仅是通过体验那些令病人恐惧且能激发 RO 的情境，就能让治疗师和病人有机会去详细地理解 RO，从而修通那些造成移情扭

---

* 所有心理治疗的分类和其中的技术都可以被置于一个以支持性和表达性为两个端点的谱系中。纯粹的支持性疗法的目的在于帮助病人应对和预防症状，处理一下暂时的困难；而表达性疗法则旨在改变病人的性格，获得领悟，完成人格整合，实现成长。理论上讲，心理咨询，即counseling，坐落在谱系的支持性端点；而精神分析，即psychoanalysis，则坐落在表达性端点。通常，病人的心理功能受损越严重就越应该接受支持性治疗，越轻微则越适合接受表达性治疗。就干预技术而言，建议、表扬、心理教育、共情、鼓励是比较偏支持性的；而释义、观察、面质、澄清，则是比较偏表达性的。支持性疗法和表达性疗法之间没有明显的分界，实际上，大多数疗法都同时包含支持性和表达性这两个部分。——译者注

曲的早期经历。

　　例如，在 Benton 小姐的案例中，我就会指出，她表达自己希望的情况太少出现，这让人感到好奇。我还会鼓励她尝试说出自己的想法。通过这种尝试，她害怕别人会受伤或发怒的 RO 就会突显出来，变得更为清晰，从而得到更深的理解，进而被修通。这种修通的过程正是 CCRT 法 BPP 的核心所在，而那些对于病人改变的积极强化（positive reinforcement）则不是。

　　提问：你是说，那些积极强化和反馈确实在 CCRT 法 BPP 中起到了一些重要作用吗？

　　回答：正是如此！积极的强化和反馈是至关重要的支持性技术，它们可以抵消退行，提高动机，突出进步，进行鼓励，且强化治疗联盟。

总　　结

　　在 CCRT 法 BPP 中，治疗师通常要花前四次会谈的时间，向病人指出他们 CCRT 出现的频繁程度，和他们行为受到 CCRT 影响的广泛程度。我几乎没必要面质 Benton 小姐，因为她很快就明白了自己把别人的需要放在首位的模式，看到了这种模式出现的频率之高，和对她生活影响的范围之广。仅仅用了两次会谈，她就能够在跟女儿和售货员的互动中自发地识别出自己的 CCRT，这反映了她的心理学头脑和悟性。Benton 小姐有能力认识到自己 CCRT 的存在和普遍性，这让她在一定程度上有能力控制 CCRT 给生活带来的影响。不仅如此，她还能够挑战父亲，说出自己的心里话，而对方正是那个在童年造就了她对于报复的恐惧的重要人物。在本阶段剩余的两次会谈中，我们努力地将这些童年时对于父亲愤怒的恐惧与她在当前生活中对于别人生气的假设联系在一起，让她意识到了父亲的反应正是她现在经常会害怕出现的他人反应。

第十章

第二阶段（第 5—12 次治疗会谈）：鉴别和修通 RO

在治疗的第二阶段（第 5—12 次治疗会谈），Benton 小姐继续自发地鉴别着她的 CCRT，并且持续在意识层面努力地实现她的 W。然而，这个阶段的工作重点是鉴别和修通她的那个由移情所驱使的 RO。在此阶段，Benton 小姐变得越发能够觉察到自己预期别人反应的倾向性，即她总是觉得如果主动追求自己的希望，别人会受伤或感到愤怒。这种觉知让她能够将那些已经模糊的童年记忆跟当前的 RO 预期联系在一起，从而修通那些童年经历所遗留下来的影响。

自发觉察 CCRT 能力的提升

在第二阶段，Benton 小姐对于 CCRT 的觉察越发增长，越发清晰深刻地意识到了 CCRT 对她人际行为的普遍影响。尽管这种自发的觉察曾经在第一阶段就出现过，但是它的出现频率却在这一阶段明显地提升了，请看如下对话。

> P：我一直在思考那些咱们讨论过的内容。我确实很难把自己放在第一位。我突然间发现了这种情况是如此常见。而且出现的方式是如此多种多样！
>
> T：能举个例子吗？

P: 太多了, 各种各样的例子。就好比, 以前工作的时候, 如果我病了, 咳嗽很厉害, 我就还会硬挺着不请假。现在我知道为什么了。我觉得如果我回家休息, 别人就得加倍努力, 他们就会为这事恨我。但是你知道的, 这种想法很荒谬。别人不管谁生病时, 就算是不严重的感冒, 他们都会请假, 其他人也不会抱怨什么!

T: 你是对的——这是个很重要的发现。

在这个描述中, Benton 小姐详细地呈现了她是如何非常清晰地, 仅靠自己反思根本不用我澄清, 就能意识到先前还无法被识别出的 CCRT 模式。她注意到了自己是如何剥夺和牺牲了自己的需求 (RS), 比如她在生病时休假的需要和权力 (W), 因为她害怕那样做会给别人带来负担 (RO)。这种认识本身就能给她带来一定程度的控制力, 让她能够对那些先前未被识别出的自动化行为有所掌控。

她继续举了类似的一个例子。

P: 这种事一直都在一遍又一遍地重复发生, 简直让人无法相信。在各种情境下, 这个模式都会出现。

T: 比如呢?

P: 我现在才意识到, 在餐馆里, 我总是最后点东西。我觉得我这么做是因为我想先看看别人要点什么。我发现如果他们点了我本来要点的东西, 我就跟自己说, "我也想点那个! 然后我就点别的了。"这简直荒谬! 为什么我就不能继续点自己想吃的东西呢? 我的意思是, 即使别人点了, 那又怎样呢!

T: 好问题! 别人点了又怎样?

P: 简直了。我就觉得, 如果我点了一样的东西别人就会被冒犯。就像如果在舞会上别人看到我穿了跟她一样的裙子, 我就觉得她会难过。

T: 就好像点了相同的吃的就会毁了别人的胃口?

P: 就是这样。完全正确。简直没道理。我以前从来没注意过这个

模式，但是现在看来，我一直都在放弃自己要点的菜，因为我觉得这会
让别人心烦。

这些叙述表明，治疗已经进入了一个关键的节点。截止到第4次会谈，
Benton 小姐已经变得越来越能够自发且独立地鉴别出她的 CCRT，并且
意识到 CCRT 给她的人际互动所带来的影响。她惊讶于自己是如何习惯
于压制自己的自主性希望（RS），因为害怕表达这些希望（W）会让别人心
烦或难过（RO）。她的那句"我也想点那个！"表明了她在没能实现自己
需要时所感受到的沮丧（RS）。现在，对于那些自动发生的对于自己欲望
的压制，她已经不再像之前那样觉得理所应当和浑然不知了，而是能将其
识别成一种干扰自己希望实现的行为。这种行为已经变得越发自我违和，
变得越发能够在意识层面受到控制。Benton 小姐在本次会谈的后期对此
进行了评论。

> P：我已经注意到了一个变化。我过去会自然而然地按照别人希望
> 的去做。自动地，想也不想就做了。但是自从来见你之后，我就意识到
> 了这是一种模式。我能够在这个模式出现时马上意识到它。
> T：太棒了！
> P：而且，以前我甚至可能都意识不到自己的需要是什么，我自己
> 的需要！现在我意识到了，我有我的需要。拒绝别人的要求和提出自
> 己的需要对我来说还是挺难的，但是我已经注意到自己的需要了。

Benton 小姐刚刚描述了一个她自我觉察方面的重大转变。一个她过
去曾经意识不到的重复行为现在进入了她的意识层面，从而让她有机会
尝试去掌控。跟这个变化同时发生的还有另外一个显著的进展：那些她
以往总是倾向抑制和无法察觉的希望现在变得可以被她意识到了。这一
对几乎同时发生的改变——越发能够自发地意识到 CCRT 对她行为的影
响，以及认识到自己的希望和欲望——正是 CCRT 法 BPP 早期工作中至
关重要的内容。这两个变化为后续的工作提供了前提和铺垫，让病人可以

聚焦在对于那些由移情所引发的 RO 的修通上。对于有些病人，尤其是那些自我受损的病人，这些也许就是 CCRT 法 BPP 所能带来的全部疗效了。但这些却并不是不起眼的成就：变得能够意识到那些自我挫败的重复性模式，认识到自己确实有许多长久以来出于害怕别人的反应而被压制的希望，尝试跟这些恐惧做斗争而同时也尝试一些新的行为方式，这些变化都是意义重大的进展，都能让病人在心理和情感上变得更加成熟。在此之后，像 Benton 小姐这种拥有较高自我强度的病人，还会有机会进一步对这些恐惧进行工作。他们还有机会去修通和解决他们的那些引发恐惧的 RO。让我们回到 Benton 小姐的叙述中。

> P：我想我在进步。我在尝试新的行为方式。那天我过生日，所以我出门了，决定对我自己好点。我以前一直都想去 Sonoma 那家名品店，但从来没去过，因为我买不起；我总觉得我不应该去。但是这次我觉得，这可是我 40 岁生日啊。去吧！然后我就真去了，感觉棒极了！完全没有负罪感。我在心里对自己说，"也许这才是生活本来应该的样子，就算不是你的生日你也可以去。"

在这段对话中，Benton 小姐描述了自己希望的实现：做了一直想做的事情，去高档名品店购物。她实现了自己的希望，而没有用特征性的 RS 进行反应，没有把自己的需要付之一炬。

我需要再次强调，到目前为止，Benton 小姐行为上的变化，比如实现希望去名品店之类的，都仅仅是由她对自己 CCRT 的普遍性和强大影响力的认识所带来的。我们还尚未开始回溯或修通那些渲染她当前人际互动的移情。在我们专注于第二阶段工作的重点任务之前，我想先详细地描述一下在这个阶段中出现过的两个事件，说说我是怎么对它们进行鉴别和干预的：一个活化和一次从 CCRT 焦点的偏离。

一个活化的处理

在第二阶段的中期，Benton 小姐谈起了一个令她纠结的经历，一个

骄傲蛮横的熟人在一次委员会会议中多次打断了她的发言。

P：反正，这已经是她第三次打断我了，我真的不知道该怎么做。我想说点什么，但是她的那种吓人和傲慢的态度让我真不知道她会怎么回应我……

T：（打喷嚏）阿嚏！阿嚏！呼……不好意思！

P：祝你健康。

T：（吸鼻涕）谢谢。

P：（沉默）你还好吗？

T：没事。

P：那就好。（沉默）我们说到哪了？

T：这个傲慢的女人一直打断你。

P：哦（沉默）。

T：我们刚才说到你很纠结不知道该怎么做。

P：是啊……我不确定……（更加沉默）……无论如何（继续沉默）……

T：发生了什么？你怎么了？

P：没有啊，真的没有……

T：你看起来对我们刚才的话题失去了兴趣。

P：有点吧，我觉得是。

T：为什么？

P：我也不太知道。

T：你想到了什么吗？

P：没有……

T：你好像失去了兴趣……什么时候开始的？在我打喷嚏之后？

P：嗯……对……我觉得是。

T：怎么回事？

P：什么怎么回事？

T：我打了个喷嚏。给你造成了什么影响？

P：好吧，我当时觉得你可能生病了……呃……有那么一瞬间，我觉得是不是你得了严重的流感。

T：继续，再跟我说说。

P：我的意思是，你本来不应该在这听我讲这些烦恼……我不应该因为自己生活中的麻烦给你增加负担……

T：你注意到现在发生什么事情了吗？

P：（一脸困惑）我不太知道，不太明白。

T：嗯，我打了个喷嚏，然后你就沉默了。我认为这件事恰好就是我们以前讨论过的模式，不过现在它出现在了你我之间。你本来希望告诉我那个跟傲慢女人有关的纠结经历，但你却沉默了（RS），因为你发现我生病了，觉得我是被你的忧虑拖累了，伤害了（RO）。

P：哦，我的天哪！又是那样！我太过担心别人了，而没有在意自己！就像我是别人的负担一样！这就是我变沉默的原因：我害怕我的忧虑对你来说太难承受。所以我闭嘴了。我的天哪。简直了，我的模式就在这里发生了（咯咯笑了起来）。

从临床的角度看，活化发生前的信号通常是病人行为、态度、情感的突然变化。这种变化代表了病人的 RS 被激活而侵入了治疗关系。Benton 小姐突然安静了下来，这是她的特征性 RS，预示着治疗中发生了活化。这种沉默发生在我打喷嚏之后。在思考过这个她态度上转变的意义之后，我的理解是，她无意识地将我的病情解读成我受到了她抱怨和忧虑的拖累。我把这段互动用言语呈现给了 Benton 小姐，从而让她可以跟我一起去讨论和理解它，然后，Benton 小姐就能把这段互动识别为发生在此时此地的 CCRT 活化了。这个活化为她提供了一次宝贵的机会，强烈地体验和目击了她 CCRT 在我们工作中的发生。

处理一次从治疗焦点的偏离

在 CCRT 法 BPP 中，治疗师的任务是让工作聚焦——积极、警觉、共情地——在关系片段和 CCRT 对病人反应的影响上。如果话题不包含关系片段，或似乎跟选定的 CCRT 无关，治疗师就应该尝试把焦点转回 RE 和主要 CCRT。如果病人不断避免谈论 RE，治疗师就应该理解这种回避的意义，力图将话题拉回 CCRT 焦点。下面这段对话描述了 Benton 小姐偏离 CCRT 焦点的情况，也呈现了我处理这种偏离的方法。

> P：（不知为何开始有些悲伤）我今天有点失落。
>
> T：怎么回事？
>
> P：我在 Denver 的姑姑去世了。这让我很伤心，你懂的。我其实跟她的关系没有那么近。不过，这件事让我觉得……我父母这代人……已经开始去世了。她是第一个。我猜这类事以后还会不断发生。她人真的很不错，每年都来看我。

我倾听着，但是到目前为止还没有听到一个关系片段。如果是在长程心理治疗里，我也许会更为细致地探索这个丧失（loss）对她的意义，以及这件事是如何唤起了她早年有关丧失的感受，或探索她如何把对于父母未来死亡的忧虑移置到了姑妈身上。然而，我现在在做的不是长程心理治疗。另外，我也没听到她的言语中暗示任何跟 CCRT 组成部分有关的内容。所以，在允许她谈论了一些感受之后，我以支持性的态度将她的思路转向我们之前设定的治疗焦点。

> T：我对于她的离世感到难过。我很能理解你的悲伤，以及你对自己父母以后去世的忧虑。
>
> P：是的。我的父母也在一天天地变老。
>
> T：这是个悲伤的事实，我觉得……对于我们每个人来说都是。
>
> P：是啊。
>
> T：你觉得我们把话题转回之前谈论过的焦点上如何？可以吗？

在此，我温和地敦促她重新聚焦到治疗的焦点上，问她是不是允许我们这样做。我想确保这种话题的转移不会损害她那正在成长的实现自己希望的趋势——她本来的希望是谈论她姑姑去世的事。

> P：嗯，好吧，我已经思考了很久，为什么我会把别人摆在最重要的位置（整个人变得有活力了）。我想我现在越来越少这样做了。
>
> T：上次见面时，你跟我说了你在生日时可以对自己好一点，甚至觉得以后就算不是生日也应该对自己更好。这样看来，你确实变得越来越能把自己摆在重要位置了。

正如我之前的描述，Benton 小姐总是会自发地谈论关系片段，很少跑题。结果就是，我很少有必要去扭转话题的焦点。如果病人比较理智化，说话过于空泛概括，或者总是跑题，那么治疗师就必须时常去帮助病人把话题转回治疗焦点，方法之一就是去询问具体的例子，从而将她空泛的表述变得具体。如果病人持续以空泛的方式说话，治疗师就应该关注这种说话不具体的防御机制，帮助病人克服她对于持续聚焦的阻抗。

让我把治疗的进程倒退一些，虚构一个场景，描述一下如果病人一直偏离主题不肯聚焦，应该如何应对。

> P：我真的非常难过（开始哭泣）。我在 Denver 的姑姑上周去世了（哭泣）。我不知道为什么这件事给我的心情造成了这么大的影响。这几天我吃不下、睡不着，今天早上 4 点就醒了，晚上熬到很晚才睡着。我真是太难过了。我觉得不能再这样下去了。都已经过去 5 天了，我以前从来都没有这样难过过。我好像哭起来就没法停住。
>
> T：这听起来太糟糕了。
>
> P：我承受不住了。我害怕你会把我送到医院去。
>
> T：你是怎么看住院这个主意的？
>
> P：我害怕住院，但是有时我觉得在医院里反而会更安全些。
>
> T：更安全？
>
> P：是的（哭得更厉害了），我有过这种想法……就是……伤害自己……

在这种危机情景之下，治疗师应该放下正在进行的短程疗法，停止对会谈进行计数。然后，把注意力放在诊断上，重新设定治疗计划，同时把治疗模式立刻切换成危机心理治疗。在上文虚构的情境中，我迅速变更了临床焦点，专注在对于 Benton 小姐自杀风险和临床状态的评估上。如果暂时没有住院的必要，我会评估之后几天我们见面的频率应该提高多少，并且决定是否应该让她服用抗抑郁药物。从危机心理治疗的角度讲，我不会再聚焦于 CCRT，而是会更多地探索和评论那些跟这段退行相关的其他动力。正如我会对大多数需要接受危机心理治疗的病人所做的那样，与之前的工作状态相比，我可能会开始提供更多的支持性评论。只有当 Benton 小姐脱离了危机状态且退行有所减弱之后，我才会探索是否要重新恢复短程动力取向心理治疗，是否可以重新把工作的重心完全转回 CCRT 焦点。只有在我转回 BPP 的工作模式之后，我才会恢复对于治疗会谈的计数。

现在，让我离开这个虚构的情景，继续详述在真实的 Benton 小姐的治疗中发生的事情。我已经准备要鉴别和修通她的 RO 了。

修通 RO：害怕别人对她发怒

治疗中间阶段的工作主要集中在 RO 上。在这个阶段，治疗师通过面质、澄清、释义去帮助病人鉴别、理解、解决那些最终导致 RO 的早年经历。就 Benton 小姐来说，这一过程具体来讲就是帮助她理解：她的那种对于别人会受伤或愤怒的预期，本质上是一种未被解决的童年对父母的感受在当前生活中的重现。对于这些移情的修通（Luborsky, 1997）构成了 CCRT 法 BPP 的核心。下面的对话呈现了我们是如何将她对于他人反应的预期与早年跟父母相处的经历联系在一起的。在第 7 次治疗会谈的某一时刻，Benton 小姐说了如下的话。

P：我的这种模式似乎在不停地发生。有时，我能控制它，但有时不能。控制不了的结果就是最终还是按照他们的需要去做了，然后觉得自己很差劲。这真让人沮丧。

T：也许我们可以找个具体的例子研究一下，一件最近发生的事，这样就能更好地理解为什么你会倾向把别人放在首位，为什么对你来说照顾自己会那么困难。

P：就说今天下午吧，我买完东西回家，头痛欲裂。结果刚一下车，Cybil，就是我那邻居，推开她的前门朝我喊道，"嘿 Ruth，你能送我去趟购物中心吗？"我当时想，"天啊，我自己能开车回家就不错了，你还让我开车送你去购物？"但是我随即发现自己不受控制地回应道："当然！如果你需要我现在就能去。"于是我就成现在这样了，送完 Cybil 我头疼得都想撞墙，我越来越瞧不起自己，怎么连说"不"都做不到。

T：那你为什么没说不呢？

P：我就是不明白啊。

T：你觉得如果说不之后会发生什么？

P：确实说不通……她人其实挺不错的，但是她喊我帮忙的时候我就浑身颤抖。就好像怕她跟我发狂一样。

T：我知道我们已经说过这类情况了，但是我还是想问问，你为什么认为她会发怒呢？

P：我不太清楚。

T：她哪些地方让你觉得害怕，让你担心她会生气？

P：她站着的姿势吧。双手叉在腰上。

T：双手叉腰？这会让你联想到什么吗？

P：我爸爸。他要发脾气之前都是那样站着的。

T：在我听来，Cybil 让你想起了你爸爸发怒之前的样子。而你回应她的态度就好像她真的会像小时候你爸对你那样发脾气。

P：（安静，沉思）嗯。

T：好像你无法把她与你爸爸区分开来。好像你无法分辨爸爸曾经对你的态度和今天 Cybil 可能会对你的回应。

P：你说的是什么意思？再说一遍。

T：你回应 Cybil 时感觉就像她是你爸爸一样：马上要爆发，你不服从就打你。

P：（沉思）我从来都没这样想过。

T：你跟爸爸在一起时，你要努力取悦他，无论付出怎样的代价。这些小时候的经历扭曲和渲染了你看待和对待 Cybil 的方式。

P：嗯……我确实觉得当时的那种感觉很熟悉……我从来都没这样思考过。我小时会努力不惹爸爸的事，躲开他……他总是大发脾气……我努力地想，他想让我怎么做然后就按他的想法去做。我希望如果我那样做他就不会爆发了（开始流泪）。我根本就不可能完全确定他的想法，说不准下一刻他就爆发了。跟他在一起时我总会心跳加速。所以我要么战战兢兢地等待他爆发的开始，要么痛苦难耐地等待他爆发的结束。我竭尽全力地思考他究竟要什么，这样我才能努力按他的想法去做而让他尽量不爆发（流着眼泪）。

T：这听起来很恐怖。

P：真的是……（大哭起来）

T：作为一个小女孩，活在恐惧里，不知道什么时候爸爸就会大发脾气。

P：是（无语凝咽）。

T：你竭尽全力去思考该做些什么才能让爸爸不发脾气……

P：嗯……（泣不成声）那个混蛋！我觉得不应该这样叫他，但是他就是个混蛋。我那时只是个小女孩。太惨了。我是多么提心吊胆啊（冷静下来）。没有人可以让我去倾诉和依靠。我会把自己藏在柜子里。当时太可怕了，可没人知道我有多害怕……没有人帮助我。他这个混蛋一直都在折磨我！

这段对话预示着 Benton 小姐治疗中的一个关键点。到此之前，她和我对于鉴别她现今生活中出现的 CCRT 模式做了许多工作。而在这个关键点，她和我开始将她童年被父亲愤怒笼罩的痛苦经历与她当前对于 Cybil 将会气愤的预期联系在了一起。当 Benton 小姐思考自己为什么会自动地就应承了 Cybil 的希望（RS），剥夺了自己休息和缓解头痛的需要

（W）的时候，我们就正式开始了这种将童年和现今生活相互联系的工作。在我问她如果不按 Cybil 的需要做会怎样之后，她很快就提到了自己害怕如果不服从她而是回家休息（W），Cybil 会愤怒和批评自己（RO）。然后我问她 Cybil 让她联想到了谁，她就想到了父亲，然后我就做了移情释义，将她对于 Cybil 反应的预期与她童年时体验到的父亲的愤怒联系在了一起。这就是挖掘她早年跟父亲相处经历的开始，而这些经历正是导致了她现今的那种移情驱使下的对 Cybil 看法的原因。这种联结还可以让 Benton 小姐更加自由地回忆那些饱含强烈情感的旧时经历。她记得自己曾经活在对于父亲怒火的恐惧之下，因为觉得父亲的爆发是自己的错而充满愧疚，并且努力却徒劳地取悦父亲。她管父亲叫混蛋，在这一时刻，Benton 小姐开始揭开了那些先前被压抑的对于父亲的愤怒，而这种愤怒先前由于她的愧疚感被排斥在了意识层面之外。

　　治疗中期的特征就是这种将当前忧虑与旧时经历联系在一起的修通过程。凭借之前治疗所取得的进展，病人和治疗师的工作重点逐渐转到挖掘那些童年记忆和那些跟记忆相伴随的情感体验上。在治疗关系提供的安全感之下，Benton 小姐体验、表达、修通，并掌控着先前的那些处在无意识层面的记忆和那些幼年跟父亲互动中伴随的情感。借此，那些经历和体验被"新陈代谢（metabolize）"了，从而失去了侵袭当前人际关系的移情性力量。在治疗师所提供的共情性的、非报复性的、跟旧时造成伤害的养育者回应方式截然不同的环境下，病人回忆和叙述过往的经历，这一过程本身就具有显著的治愈效果（Weiss, 1990, 1993）。

　　Benton 小姐的自我强度允许她充分地利用治疗从而获得很大收益。她急切地思考为什么她在 Cybil 的请求下这么轻易地放弃了自己本来的想法，然后迅速地在我的询问下联想到了她的父亲。然而，如果 Benton 小姐没有这么优秀的心理学头脑，情况会怎样呢？我将在如下虚构的对话中描述这一假设的情境。

　　　P：于是，即使当时头疼得要死，我却还是回应道，"当然！如果你需要我现在就能去"，然后就送 Cybil 去买东西了。一路上我觉得脑袋都快炸了，也越来越瞧不起自己，我怎么就不会说"不"呢？

T：当时说"不"的话，对你来说意味着什么？

P：我不清楚。

T：好吧，现在我们坐在这，你想象一下当时的场景……Cybil 让你开车送她……你头痛欲裂……她向你喊"你能开车送我吗？"，那时你有什么感觉？

P：我觉得当时我在发抖。

T：发抖同时的感受是什么？

P：呃……害怕。

T：害怕？害怕什么？

P：害怕我会激怒她。

T：激怒她？你担心她会对你发火？

P：嗯。她人不错，但是，我确实担心她对我生气。

在这个虚构的情景中，Benton 小姐没能主动地说出阻碍她说"不"的原因，对此，我鼓励她回忆和在头脑中再现那个跟 Cybil 互动的场景，鼓励她回忆当时的想法和感受。这种方法让她发现了之前没有意识到的对于 Cybil 发怒的恐惧。我的下一个任务，在这个虚构的场景中，就是鼓励她思考为什么她会有这种恐惧，思考这种恐惧的来源是什么。如果她无法将自己当前对于 Cybil 愤怒回应的预期与她自己旧时的经历联系起来，我就会对此进行释义。下面的对话便是这种工作的描述。

T：你担心如果你说"不"，Cybil 会对你发火？

P：我觉得是这样。

T：即使你说过她这个人还不错？

P：是的。我知道这好像说不通，她确实不是那种会发脾气的人。

T：让我们试着理解一下。你是怎么理解这种你时常会有的预期的，就是觉得哪怕是 Cybil 这种脾气挺好的人也会在你按自己的需要而不是他们的要求做时对你发火。

P：我不太清楚。这挺让人困惑的。

T：我在想，也许你对别人发怒的预期与你小时候从父亲那里得到回应有关。

P：啊？你再说一遍！

T：好。因为你父亲总会大发脾气，所以你就对于别人的愤怒变得很敏感，倾向去预期别人的愤怒反应，觉得只要自己表现得不够好，没有完全按照别人的意思去做，别人就会大发雷霆。

P：啊哈！听起来很有意思。是啊……这说得通。

T：我想再多听听你对这种解释的想法。

在这个虚构的情境中，我对 Benton 小姐进行了释义，将她当前对于 Cybil 愤怒爆发的预期与她早年经历中愤怒的父亲联系在了一起。为了巩固这种联系，我让她再详细地表达一下让她觉得"有意思"的是什么。对于心理学头脑程度不够高的病人，治疗师需要积极地将病人当前的预期（RO）跟她过往的经历联系在一起，然后鼓励病人详细谈谈她对这一释义的看法，以促进更多的潜意识内容涌入意识层面，从而被理解和修通。

让我们回到真实的 Benton 小姐的临床案例中。她能够不费力气地将当前对于他人报复的忧虑（RO）与过往体验到的父亲的愤怒联系在一起。对于 Benton 小姐来说，治疗中期的任务主要就是通过一系列的移情释义，不断地将她当前对于报复的恐惧与童年跟父亲关系的体验联系在一起。随着这些联系被建立起来，Benton 小姐越来越能回忆和生动地表达出那些跟父亲相处的经历：父亲经常暴怒，而她始终活在恐惧中，一直害怕如果自己说出真实的想法父亲就会越来越生气。随着我们不断地探索这些记忆，并将它们与她当前生活中对于他人反应的预期联系在一起，似乎 Benton 小姐开始逐渐体验到了她的那些先前被压抑的对于父亲的感受。

P：（咬牙切齿，嗓门提高，双拳紧握）他怎么能那样对我？我每天被吓成那样！我还只是个孩子。

T：你听起来很气愤。

P：是吗？

T：是的。

P：我没有觉得气愤。我只是在大声说话。不管怎样，我永远都不可能对他生气的。如果我对他生气了，那也是他造成的。

T：但是你现在觉得生气吗？就在你说这件事的时候？

P：（十分勉强）没有！生气有什么用！

在此，尽管我感觉到了 Benton 小姐在生气，但是她却否认了这种感觉，还将其合理化成为一种无用的感受，觉得为了以前的事情生气没有意义。在对这段对话进行回顾时，我发现当时似乎可以进行如下干预：向她呈现她生气的证据，描述我观察到的她音量的升高和握紧的双拳。然而，我坚持认为当时没有那么做是对的。因为，基于我的判断，如果我那样面质，幸运的话她会觉得我不够共情，不幸运的话她会觉得我在对她生气（气她竟然敢跟我的看法不一样）。所以，我没有指出她看起来有多么气愤，而是转而去探索了她早年跟父母相处的经历。只有在我们把她 RO 的另一个分支——相信说出自己需要后别人会受伤——的根源都探索过之后，Benton 小姐才能真正意识到自己的愤怒，和那些之前为了压抑愤怒所进行的防御。

修通 RO：害怕她会伤害别人

到此为止，我的工作重点都放在了帮助 Benton 小姐修通她 RO 的第一分支（arm）上。这个分支就是倾向于预期别人会伤害她，就像她小时候害怕父亲会打她一样。在治疗的第5—12次会谈中，我们还要鉴别和修通她 RO 的另一个分支：害怕如果说出了自己的需求别人就会受到伤害。之所以我们的工作被引领到了这个第二分支，是因为在倾听 Benton 小姐描述儿时害怕父亲发怒的时候，我感到很困惑。参照她的回忆，我的脑海里会出现一个无依无靠、孤独地等待父亲怜悯的小女孩。过了一会儿，我觉得不太对劲，我想，"她不是孤独的啊。在家里她除了父亲还有母亲呢。

她母亲一直都在干什么呢？当父亲在对她发脾气时，母亲在做什么？"于是，在此，当我听到她描述童年时父亲因为嫌她屋子乱而对她发脾气的时候，我向她询问了母亲的情况。

T：在你描述跟父亲互动的经历时，我感觉就好像家里只有你俩一样。这些事情发生的时候，你母亲在哪呢？

P：妈妈……呃……一般都不在吧。

T：不在家？那她在哪？

P：嗯，他们总是大吵一架，最后妈妈就说句"够了"，然后就跺脚回到他们的卧室，把爸爸锁在门外。我好像记得有时候她甚至会离家出走，有几次过了好几天才回来。

T：那这几天里你在哪呢？

P：在家啊。

T：那她就把你扔在家了？

P：是啊。我猜，在许多方面，她并不像个妈妈。在那种情况下，她……呃……没有真的……在照顾我……在许多方面……我认为她更像个孩子……她也就是照顾她自己吧……我想她其实……有点自私。

T：有点？有点！这叫有点？！

P：（沉默。）

T：发生了什么？你怎么沉默了？

P：我不喜欢你这样说，不喜欢你说妈妈自私。

T：我想，你不太喜欢认为她是个自私的人。

P：是的，我不喜欢这样想。

T：为什么？如果认为她自私对你来说的意义是什么？

P：这听起来……呃……太苛刻了。我不想对妈妈苛刻。在爸爸不生气的时候，妈妈心情就还不错。那时候我会感觉特别好。我跟妈妈就像闺蜜一样。我俩会在厨房里打打闹闹，胡乱鼓捣各种吃的（越说越精神）。

我意识到了 Benton 小姐不太愿意承认自己对母亲的气愤，惊讶于她会以这种带有防御性质的方式来岔开话题，并转而去回忆开心的时光来对抗潜在的愤怒。于是，我把焦点转向了 Benton 小姐曾经体验到的内心冲突。

> T：对你来说，对母亲生气意味着什么？
>
> P：我不喜欢别人说我在生气。
>
> T：那生气对你来说又意味着什么？
>
> P：我不喜欢"生气"这个词。我爸爸就总生气。所以我这辈子最不想做的事就是像我爸爸那样生气。他脾气太坏了，总在伤害别人！他就是那个样子！我发誓永远也不要像他对待我那样去对待别人！他太可怕了，我可不想那样！我从来都不想跟他一样！

Benton 小姐的这些话是在描述她的那种被否认了的对于父亲的认同（denied identification）。* 她的话隐隐地表达了一个意思，那就是，在她看来，哪怕一丁点的坚定，合理提出的要求，或合乎常情的气愤，都会被跟父亲的那种"脾气太坏和伤害别人"画上等号。反过来，为了抗拒自己潜意识层面可能存在的对父亲性格的认同，Benton 小姐不得不抑制自己任何的坚定独断的想法、幻想或行为，以免觉得自己真的像父亲一样脾气坏和伤害别人。她的言语揭开了修通这种无意识的向攻击者认同

---

* 粗略地说，所谓被否认的认同包含两个过程，一是个体在潜意识层面内化了养育者的特质，二是个体由于无法接受自己表现得那样或没有环境表现得那样，转而通过极端的压抑或反向形成防御了先前的认同，从而表现出跟养育者相反的特质，或只表现出了养育者期待个体具有的特质。其结果往往类似于国内常用的术语"反向认同"，即 counteridentification。不过需要注意的是，在北美的精神分析界，counteridentification 往往是指分析师失去了客观观察者的角色，过分同情病人的受害者体验，完全站在了病人一边，是一种反移情，等同于 countertransference identification。北美的分析师很少像法国和中国的治疗者那样用 counteridentification 来描述个体变得在某些方面与父母截然相反，这主要是因为所谓"反向认同"其实包含了十分复杂的多个过程，而且在不同情况下有不同的形成机制，所以他们宁可对这一过程进行详细的多层次的描述，而不是简单用"反向认同"一个词去概括。——译者注

(identification with aggressor) 的序幕。* 这种修通需要病人去回忆那些当前和过去的人际互动，那些包含着 Benton 小姐把合理的坚定等同于乱发脾气的这种潜意识信念的人际互动。

在这一修通阶段，我向她指出了她是如何混淆了坚定和攻击这两个概念的，又是如何避免任何形式的坚定，以免体验到自己像父亲一样报复心强和爱发脾气的。为此，我会做出如下评论："如果你哪怕是表现出了一点点坚定和说一不二，如果你为自己的利益向别人提出了任何要求，比如在家缓解头痛而不是送 Cybil 去商店，你就会开始觉得自己像父亲对你那样残忍。"或者我也可能会这样说："因为对你父亲来说，根本没有坚定地表达自己的这种态度——他要么闷闷不乐，要么大发脾气，反正总是在生气，所以你好像觉得坚定和愤怒之间是没有任何过渡和中间态的。你觉得自己要么默许或服从，要么就会因为把自己放在首位而伤害别人。好像两个极端之间就没有别的可能，要么沉默，要么伤害。"在有些情况下我还会说："因为在你父亲提出要求时别人往往会受伤，所以你就相信如果你站起来为自己说话，就会变得像父亲一样对别人造成巨大伤害。这是完全可以理解的。事实上，你是不会因为维护自己的权益就伤害别人的！不信你试试，看结果会怎样。"

下面的对话所描述的模式在许多关系片段中很具有代表性。在对话中，我们追溯了她 RO 的第二分支的根源。在这个情境中，Benton 小姐描述了自己坚定地拒绝了志愿者委员会主席意图分配的额外工作。这位主席催促、哄骗，以及恳求她去接受这项额外的任务。下面是 Benton 小姐对于自己回应的描述。

---

* 向攻击者认同是一个复杂的概念，并且有多种含义，常与创伤有关。它最早出现于安娜·弗洛伊德（Anna Freud）的著作《自我和防御机制》（*The Ego and the Mechanisms of Defence*）。安娜·弗洛伊德将自我防御机制区分为对驱力的防御和对情感的防御，本防御属于后者，可导致虐待狂，其指的是，个体将父母或权威的惩罚、批评、伤害、虐待内化，然后去模仿攻击者，然后将自己的愧疚投射给别人，从而成长为一个新的攻击者去伤害别人。然而在Sandor Ferenczi的理论中，向攻击者认同指的是，个体在经历了无法承受且无法逃避的威胁后，将自己完全变成攻击者所期待的那样，从而保护自己，甚至会变成受虐狂。本段中对这一术语的使用更偏向前者，尽管意思上后者也正确。——译者注

P：我告诉她我做不了，我确实没有时间。她最终缓和了下来，不再逼我。所以这说明我的做法管用了，我最后没有接受这个我无法完成的任务。可是另一方面，我最后也觉得很害怕。

T："怎么"害怕"？

P：就像我们之前讨论过的。我觉得自己伤害了她，我觉得自己特别冷漠和自私。

T：按照你想的去做就会让你觉得自己自私冷漠？

P：是的。还有，我爸的形象又出现在我脑海中了。他只对自己的事感兴趣，只做他想做的事。他从来都不会考虑事情对别人的影响。

T：所以当你为自己做些事情的时候，你就开始觉得自己在像父亲一样自私和伤害别人。

P：这确实有点没道理，不过是的，我会那样觉得。我不想变成他那样。我对自己发过誓，如果能从父亲的恐怖中幸存下来，我就永远不会像他那样去对待别人。他是个混蛋！（变得愤怒）他从来没管过别人！我绝对不要像他那样……

随着我们不断地探索她的那种被拒绝的对父亲的认同（disavowed identification），Benton 小姐变得越发能够忍受和表达自己对父亲的愤怒情感了。* 最终，通过对于过往经历的回忆和修通以及对于当前 RE 的审视，Benton 小姐变得能够在情感和认知层面接受这一事实了：感到愤怒不等于变得跟父亲一模一样。于是，她变得可以自由地表达那些之前被压抑的对父亲的愤怒了。她之前将当前生活中坚定地表达自己的需要等同于旧时父亲毫无理由地发怒，现在，随着这种错误等同地被修通，Benton 小姐变得可以越发自由地实现她的 W 了。她越来越能够自发地说出自己的需要，甚至有时还可以向别人提出自己的要求，而不用再害怕自己的需要会伤害别人。随着她开始实现自己的 W，她变得不再需要服从别人的

* 这里的"被拒绝的认同"与前文中"被否认了的认同"意思相同。——译者注

意愿了。也就是说，随着她 W 的实现，她的 RS 消失了。这一对孪生兄弟般的成就——实现 W 和不再以 RS 进行回应——是通过 BPP 中间阶段的重要工作来达成的：修通未被解决的早年经历，这些经历正是导致她预期说出自己的希望就会让别人生气或伤害别人的根源。

一个反移情错误

在第 10 次治疗会谈中（接近治疗中期的尾声了），我犯了一个反移情错误，这个错误给后续的治疗造成了影响。在这次会谈中，Benton 小姐着重谈了最近生活中的那些伴随着 RO 修通而发生的变化。让我们从我的反移情错误开始之前来呈现会谈中的对话，此时 Benton 小姐正在叙述心理治疗给她带来的种种改变。

> P：之前我都不敢为自己说话。我以前觉得为自己说话或者生气就等于变成了我爸的样子。但其实不是。我其实可以做到生气但又不像爸爸那样伤害别人。
>
> T：这真是一个行为上的巨大变化啊。这不正是我们之前讨论过的目标之一吗？就是有能力让别人知道你的需要。

在这里，我强调了 Benton 小姐取得的成绩。这种强调从治愈的角度来讲十分重要，因为它认可或镜映了病人克服自己先前行为抑制的能力，将病人取得的成绩跟先前的治疗目标联系在了一起，还积极地强化了病人的进步（Luborsky, 1984）。

Benton 小姐继续说。

> P：是的。而且我还注意到了一些别的。往往当我变得坚定的时候，别人对我也越来越好了。即使别人对我不好，对我生气，我似乎也不会再受到那么大的影响。好像我不再需要每时每刻都被别人喜欢，被别人爱了。还有，就算别人难过生气，我也不再那么内疚了。似乎我没

有必要再去一直维持周围事物的"美好"了，没有必要在每个人生气时都去取悦他们了。

通过这些话语，我们可以看出 Benton 小姐忍耐别人气愤的能力得到了提升。

因为这次会谈已经进行到了末尾，我跟她说今天的时间就快结束了。

> T：好，今天的时间就快到了。
>
> P：好的，不过记得下周我不来啊。
>
> T：是这样，你上次提醒过我，你要去 Florida 度假了。
>
> P：对，所以接下来的大约两周我都不会见到你。
>
> T：是的，我们再见就是整两周以后了。

我说的话反映了我正在继续着自己的反移情错误，即忽略了分离对于 Benton 小姐的意义，以及最终的治疗结束对她来说的意义。我处理这次治疗中断的态度就好像它只是一个很小的不便，不会有多少心理层面的意义一样。在回顾治疗记录的过程中我发现，我的这种对于分离的忽略很可能来源于我潜意识层面的恐惧，我害怕如果对治疗的中断进行评论，探索这次分离与治疗结束的联系，那么本来进行得非常顺利的治疗过程就很可能被严重地破坏，而我其实内心里非常希望它一直顺利下去。我的强烈希望反映了我想要为本书的成功撰写找到一个合适案例的欲望。如果仿效 Benton 小姐的 CCRT，去阐释我的这个反移情错误，那么其三个组成部分会是这样的：我希望坚定地讨论跟治疗的中断和结束有关的事情（W），但是我害怕这样做会伤害原本平稳的跟 Benton 小姐的治疗关系从而破坏本书的写作（RO），所以我避免了对于这类问题的讨论（RS）。

两周以后，Benton 小姐回来了。在这次会谈的一开始，我就问她这段假期过得怎么样，于是就再次错过了对于分离的意义进行工作的机会。

> T：去 Florida 的旅行如何？

P：特别好，不过中间有个事故。有个男的从游泳池的高板跳下来，差点砸在我身上。

T：你受伤了吗？

P：倒是没有——就是吓坏了。

T：你跟那男的说什么了吗？

在此，我探索着她是否在练习最近习得的坚定表达自己想法的能力。基于 Benton 小姐在治疗中已经取得的成就，我相信她肯定那样做了。然后，她回答了我的问题，出乎我的意料。

P：没有。他没砸到我我就万幸了。这事简直太创伤了。

T：哦，那你跟他说了什么？

P：什么都没说啊。我挺心烦的，但是我觉得……我不知道……似乎我没必要费那个劲……我的意思是为什么非要去抱怨呢。（语言变得越来越平淡无味）那儿的天气那么好……我应该感激上天赐予我假期里这么好的天气……我很享受这段假期。

我发现自己越来越困惑了。为什么她当时没说话？为什么她似乎在回避我问题的实质？对她来说"语言平淡无味"背后有什么含义？为什么她会跑题去说感激上天给她好天气的事？带着迷惑和不确定感，我问她。

T：现在是什么情况？你似乎心思不在这。发生了什么？

P：啊，我不知道，好像各种事都不太对劲。我跟 Brad 在旅途中吵了一架。他当时正在跟 Roberta 争论。我觉得自己有责任管一下，反正我是这么感觉的。最后我觉得自己有责任照顾好他们俩。然后，在我们回来的路上，我跟妈妈打电话，她好像有点抑郁。后来我就觉得我也必须照顾她。如果我不那样做，我就觉得自己很自私。她让我觉得愧疚，就好像我不是她的好女儿一样。反正什么事都不太好。

听到这，我还是觉得困惑，而且越来越担忧了。到底此时此地发生着什么？我觉得就好像一切都完蛋了一样。我紧张地问自己，"那些之前得到的领悟和收获呢？之前好像一切都挺顺利，为什么突然她就退行了呢？这样的话我要写的这本书可怎么办？"当这些念头涌现在我的脑海中时，Benton 小姐看了看表然后恳求我。

P：现在这次会谈结束了，我们该停止了！那么所有这些问题怎么可能在剩下的5次会谈里都解决呢？我去旅游之前本来挺好的啊，现在怎么倒退回来了呢？

"我去旅游之前本来挺好的啊"，还有"那么所有这些问题怎么可能在剩下的5次会谈里都解决呢？"，在听到这两句话的时候，我终于深刻地意识到了，自己在之前回避了探索分离对她的意义，进一步讲，我回避了对于治疗结束对她的意义的探索。然后，我逐渐意识到了，我之所以回避这些让人不安的议题，是因为我防御性地认为，这种忽略和回避可能会让治疗的结束更加顺利。我回忆起，在治疗刚开始的时候，Benton 小姐就问过我16次会谈到底够不够。我还回忆起，她描述过自己是如何迅速地就对母亲的那些男朋友们产生了依恋。于是，我理解了当前发生着的退行，这是一种对于假期时跟我分离的回应。我还认识到了，她对于治疗时间是否足够的焦虑折射出了那些未被探索的对于治疗结束的担忧。所以我最终说了下面的话。

T：你刚刚说的内容非常重要。我认为我犯了一个错误，我忽视了两周不见对我们来说的意义。还有，我觉得你说的那个"倒退回来"之所以发生，是因为我们之前还没有机会谈谈对你来说不再过来工作意味着什么。同样的道理，我认为你问我剩下的5次会谈是不是能解决你的所有这些问题，这似乎代表你对治疗结束的担心。我觉得，如果我们能理解这几件事，你就不会再感到那么不安了。

P：我以前也想过这些事。每次想着我们就还有5次会谈的见面机会，我就特别心烦不安。我已经习惯每周都来这里了。我很为将来的治疗停止而担心。当事情让我心烦时，我倾向于把他们抛在脑后不去想，所以我猜这就是为什么我没怎么跟你提这些事的原因。

　　T：好，我们今天必须结束了。但我认为，我们最好有机会去谈论一下你的这些关于治疗结束的感受，而不是把它们丢在一旁避而不谈。

　　P：是啊，我也觉得应该这样。

心理治疗过程的一个神奇的特点就是，病人在其中扮演着一个积极主动的角色。就像一位好的督导一样，病人会一次次地积极指出治疗师所忽视的内容。我所忽视的内容就是那些跟丧失、分离、结束有关的议题。对于 Benton 小姐 2 周的假期，我之前的处理就好像是这件事对我俩都没有任何心理层面的意义一样。类似的，我回避了跟结束有关的议题，结果现在，在第 10 次会谈，它再次出现在了我的视野里，变得非常清晰。对于这些议题的忽视折射出了我的反移情需要，我之前的态度是"别去招惹睡着的恶狗，免得它醒了会乱叫咬人"。就是说，我希望治疗顺利的进程不要被打断。这种否认反映了我对治疗结束的那种独特却又不算罕见的忧虑。短程心理治疗领域中的一位重要人物，Mann，曾经写道："在所有人类的心中，总有一种对于时间的恐惧……所有类型的心理治疗，无论治疗师是否意识得到，都会唤起这种对于时间的恐惧……如果在短程心理治疗中没有对时间限制给予高度重视，那么这种不够重视的来源往往就在于治疗师否认了自身对于时间的恐惧（Mann, 1973, pp. 9-10）。"

因为我没有给 Benton 小姐机会，去识别和谈论那些——由于治疗暂停 2 周和意识到治疗即将结束所造成的——担忧，退行发生了。之前治疗中取得的进展暂时消失了，分离焦虑也增加了，这些就是 Benton 小姐退行的体现。我还忽视了那个在评估阶段中得出的"次级"CCRT 的重要性。正如我之前提过的那样，在 Benton 小姐在评估阶段叙述过的一个 RE 中，她说起了母亲约会的事："妈妈……开始约会了。也许有些好笑，但我却对这些妈妈约会的男人们变得依恋，要是妈妈跟他们分手了，我还会心烦不安。"在这个关系片段中，Benton 小姐隐晦地表达了她的 W，即得到一段永不分离的关系，她担心别人会抛弃她（RO），而她的自我反应则是悲伤。尽管我没有选择这一 CCRT 进行工作（因为它出现的频次较低而且 W 具有一定的后退性），它的存在却本应该能够给我一些警告，让我意识到那些与分离有关的忧虑很可能会在治疗即将结束时成为一个重要议题。

关于第二阶段的常见提问及其解答

提问：你在这个阶段进行的工作看起来跟其他任何治疗师在长程动力取向疗法中所做的没有什么两样。你进行澄清，面质，然后做出释义。那你在 BPP 中的做法究竟与在长程治疗中的做法有什么不同？

回答：你说得太对了——BPP 的治疗师和那些在做长程心理治疗的治疗师都会使用澄清、面质、释义、修通这些表达性技术（Been & Sklar, 1985）。区别在于，在 BPP 中，这些技术只会在那个叫作 CCRT 的有限范围内使用。所以，这种聚焦——也包括时间限制和治疗师积极主动地维持焦点——让 BPP 不同于长程心理治疗。

提问：Benton 小姐怎么能在这么短的时间里就修通了她移情的那些早期童年经历根源呢？

回答：首先，Benton 小姐有很高的自我强度，这让她能够高效地回忆和讲述那些移情的根源。然而，同样重要的是，Benton 小姐和我的工作只被限定在了一个焦点上，即她的 CCRT。我们勤勤恳恳、竭尽全力地聚焦在这个很小的范围，而不是像长程心理治疗中那样关注很大的范围，这让修通工作可以在16次会谈中完成。最后，正如 Messer 和 Warren（1995）所指出的，在 BPP 模型中，治疗也仰仗于病人在每次治疗会谈的间隙和治疗结束之后所做的工作。

总   结

在第二阶段开始时，Benton 小姐开始越来越多且越来越自发地觉察到了 CCRT 在她日常生活中的出现。"我越来越能够意识到我很难把自己放在第一位，我很惊讶为什么事情总是如此。举例来说……"，这便是她在这个阶段时常做出的评论。

后来，她逐渐意识到了她对朋友会生气的担心（RO）是与她早年跟爱生气的父亲相处的经历有关的。与此类似，她认识到了她的信念，即如果她按照自己的希望去做别人就会遭殃（RO），其实反映了她的恐惧，即她觉得坚定就等同于有攻击性，而有攻击性就等同于伤害别人，就像她父亲那样。因此，追溯和修通那些导致了她当前移情性观点的早年跟父亲相处的经历，就构成了绝大部分第 5—12 次会谈的工作。在这一阶段中，我没去处理治疗的暂停，从而犯下了一个反移情错误，其导致了 Benton 小姐症状的复发。幸运的是，我最终认识到了自己在回避讨论治疗暂停的意义，随即开始将焦点转向了这次分离及其跟治疗结束之间的联系。

第十一章

第三阶段（第 13—16 次治疗会谈）：治疗结束

在进行短程动力取向心理治疗的整个过程中，治疗师都应该对病人任何关于治疗结束的评论和暗示保持警觉。在第 8 次会谈（治疗中点）之后，治疗师就更应该警觉了。通常，在前 10 次会谈中，病人都已经至少一次隐晦地提过结束，大多是以伪装的形式。如果病人没有提过，治疗师就应该在第 12 次会谈前引出这一话题。

正如我之前描述的那样，在第 9 次和第 10 次会谈中，也就是我错过了对于 2 周分离意义的讨论之后，Benton 小姐以治疗进展退行的方式呈现了她想要谈论的结束议题。通过将她的退行与我在探索治疗中断意义方面的失败联系起来，我终于可以做出释义了。我指出，她情况变糟的原因在于，我们 2 周没见而且也没有讨论和理解这次治疗中断的意义。换句话说，她对于治疗结束的担忧逐渐增加，却没有得到任何机会去认真讨论，这种担忧终于由于 2 周的治疗中断而被激发了。我还意识到，为了限制这种退行，在剩下的会谈中，我必须时刻记得要适时适当地讨论结束的议题。我提醒自己说，Benton 小姐可能觉得她要失去我了，可能担心她没法维持之前获得的改变。因为结束的议题通常会被病人的 CCRT 所渲染和扭曲，所以我也能预期到，她可能在潜意识中会担心治疗的结束是由于我对她的生气（RO）所导致的，或由于因她而感到的筋疲力尽（RO）所导致的。

在第 11 次会谈的一开始，Benton 小姐描述说上周她感觉生活好些了。她说她告诉了她母亲，说她（母亲）的操控（manipulation）让她觉得很有负罪感，还说她很高兴自己越来越能跟别人表达自己的想法和需求，而不是逃避这些可能会引发争议的对话了。她继续说着，但是没有谈到任何关系片段，没有提到任何看似很有意义的内容。我意识到了治疗结束对于 Benton 小姐来说意义很大，也十分困难，就把这个话题提了出来。

　　T：上次见面你好像十分不安，担心自己会"倒退回来"。我当时说这种情况是由于我们没能及时地讨论2周暂停的意义，没能探索治疗会在6周——现在是5周了——之内结束所导致的。我很想知道这些天你对这些事有什么想法吗？

　　P：有。自从你上次提出来，这些事就一直都在我脑子里盘绕着。我认为这个话题让我感到不安。我觉得我已经习惯每周来这里跟你工作了，我很担心停下来会怎么样。但是你知道我的，我倾向于把让我心烦的事情抛在脑后回避不谈。

　　T：嗯，像我上次说的那样，也许对你来说，最好的做法是找个机会把你的这些感受和担心说出来，而不是把它们抛在脑后。

　　P：是啊，我也这么想。上次见面时，我想到了自己可能会"倒退回来"，当时真的很烦躁不安。

　　在这一时刻，距离治疗结束只有5次会谈了，除了关系片段以外，我也会对那些关于结束的想法、担忧、感受同样感兴趣。所以我就把焦点转向了关于结束的议题，以及与此相关的想法和感受。

　　T：跟我多说说你对治疗结束的那些想法。

　　P：好。我已经有点习惯见你了。你对我来说很有帮助。不再见你就好像失去了一个朋友一样。而且我也担心自己是不是能在离开你之后还能保持那些治疗中取得的改变和成就。

　　T：嗯，你也许会发现，即使将来我们不再见面了，但治疗的过程还会在你的心里继续。就像之前有一次你谈起了你对丈夫说出了你的想法和需要；然后他生气的时候你就开始想到了我们讨论过的内容，从而凭借着这些记忆和知识，处理了你与 Brad 之间的冲突。

　　P：是的，我记得那次。好像这种情况发生过好几次。当事情变得困难，我不知道怎么做的时候，我会常常想起你，想起你在这种情境下会怎么做，会给我什么建议。

对于她关于是否能保持治疗效果的担忧，我以支持性的评论进行了回复，告诉她她以后会带着治疗中得到的东西，把这些记忆和知识保存在心里，在今后的生活中巩固那些治疗中取得的效果。本质上，我评论的意思是，她已经内射或认同了我对她冲突和抑制的理解和处理，从而能够将这些新得到的能力保持下去（Orlinsky & Geller, 1993）。这种现象后来 Benton 小姐自己也详细地描述过。到此为止，这些浮现出来的对于分离和丧失的担忧与她的 CCRT 之间还没有什么联系。

将焦点维持在治疗结束的话题上

除了会激发跟丧失有关的一般性担忧之外，治疗的终止也会再次激发病人的 CCRT。这种再次激发常常会以活化的形式出现，其中，病人会将治疗师的行为体验为 RO，并自动地以她旧有的 RS 进行反应。下面的对话来自第 12 次会谈，呈现了 Benton 小姐的 CCRT 是如何渲染和扭曲了她对于治疗结束的想法和感受的，以及她是如何将结束的议题跟丧失和哀悼纠缠起来的。

　　P：（指的是她两周假期之后的退行）我也会因为两次会谈之前我表现出的退步而感到糟糕。反正我觉得我让你失望了。这让我想起了年轻的时候，那时我有点胖乎乎的。有个家里的朋友来帮我减肥。后来，只要我体重增加，我就会想起她，她帮过我，我觉得欠她的。这种亏欠的感觉会激励我再去减肥。

　　T：这很有意思。你能够运用那种对于她的责任感去减肥。

　　P：是的。在我们现在对话的时候，我想到了我对于你的责任感也能激励我，我觉得，从某种角度讲，这也是一个我把别人摆在第一位的例子。我把你摆在了第一位。这就好像我努力保持那些治疗效果是为了你一样。这不正是我们之前讨论过的情况吗？是不是用尽全力保持治疗效果是为了我自己而不是为了别人，这样会更好一些？

这是一些非常深刻的领悟。Benton 小姐看到了自己在过去是如何成功地把愧疚感和责任感作为动机的。然而，她也识别出了她当前行为中的 RO：她害怕她的问题"复发"，正如治疗效果消失或体重增加，会伤害别人。尽管这种模式会给她带来收益，但是她却意识到了自己的这种在愧疚和责任的激励下取得成就的模式其实是受到了 RO 而非 W 的控制。在认识到了这点之后，她能够尝试着改变这种模式，从而能够出于自己真实自主的希望来实现目标，而不是出于对于他人的害怕和服从。

在接下来的第 14 次会谈的对话中，Benton 小姐隐晦地谈到了自己无意识层面对于治疗终止的顾虑，尤其是那些跟分离和丧失有关的顾虑。

> P：上周二，我女儿回到大学去了。在她走之前的一段时间里，我们倒数着她要离开的日期——五，四，三，二，一。然后我送她去机场，给了她一个大大的拥抱，告诉她我会想她的。我做到了，我成功地克服了这次分离的负面情感。

为了把治疗焦点维持在结束的议题上，我进行了释义。

> T：也许你不只是在倒数着女儿离开的日子，还在倒数着治疗终止的日期。我想知道你是不是对此有什么想法？
>
> P：是的，我有。我一直在想我们还剩下的不多的时间，想你对我的那些帮助。你就像我从来没拥有过的好妈妈。你所做的正是我母亲从来没有做到的。你关注我的需要，不像她。

在此，Benton 小姐评论了我对她需求的共情、理解、确认，将其与母亲的竞争和忽视做了对比。

　　P：我唯一能依靠的就是姥姥，她给我做饭，烤点心，做那些我妈妈应该做的事。我很思念她。我好像从来都没有机会谈姥姥的事。我是那种喜欢逃避的人，也许现在我最好不要再逃避了。我的父母很让我失望。爸爸爱发脾气性格暴躁，妈妈又完全忙于她自己的事。我以前从来都没意识到我对他们有多么气愤。小时候，我没有办法表现出愤怒，他们也不允许我那样做。甚至，我之前都感觉不到自己的愤怒。你帮助我认识到了我的这些感受。这就是我很难离开你的原因。我真的能在没有你的情况下保持和继续这些改变和成长吗？我觉得自己就像被妈妈强行赶出鸟窝的雏鸟，即使我很不想离开。我想永远待在窝里。我知道有些病人确实会永远留在治疗中，但是我也知道自己"是时候"离开了。我在理性上知道。

　　在这一时刻，我很想知道，她所说的先前无法对父母生气，是不是在隐晦地告诉我她对我其实也有气愤的感受。想到这一点，我询问她。

　　T：你知道的，我必须很小心以免把自己的想法强加给你，但是我还是想问，你是不是因为治疗即将终止的事对我有些恼火呢？
　　P：没有，我对你没有愤怒。我也许可能对于治疗结束这件事有点愤怒，但是对你没有。
　　T：你用到了"愤怒"这个词，那你到底有没有过这种感受？
　　P：有。我觉得愤怒。在第一次治疗会谈的时候，我就愤怒，我不太相信16次会谈是足够的。现在我也愤怒，但是我认为在这种愤怒背后隐藏着的是我的悲伤。

　　在此，Benton 小姐能够带着矛盾和为难的情感承认她对我的愤怒。她也指出了一些我之前错过的重要内容：在她对于16次时限的担忧背后隐藏着的是她的愤怒。她还深刻地领悟到了她的那种被愤怒防御了的悲伤。在对治疗记录回顾的过程中，我很怀疑她在谈到了对我的愤怒之后立刻说到了悲伤，这有可能反而是在防御那些在不得不讨论指向我的愤怒时所产生的不适感。

> P：我以前从来都没有过自由地谈论这些感受的经历，甚至以前都没能认识到这些感受。可是今天，在说这些跟愤怒有关的话题时，我觉得比以前感觉好多了，镇静多了。
>
> T：把感受说出来是很有意义和很重要的。

在谈论悲伤和愤怒感受的同时，Benton 小姐也间歇地谈论了前文中我所提到的一个现象：她将我和我的功能内射（introject）或内化（internalize）了。* 在第16次会谈的前几分钟里，她做出了如下评论。

> P：尽管我害怕治疗停止，我也怀疑自己是不是能够在没有你的情况下继续做到那些事，担心自己会不会退步，但是我似乎感觉到我已经把你装进心里了。就像那天，当我因为流感提前下班回家的时候，邻居 Cybil 又喊我帮忙。最开始我不知道要不要去。我看着她，想起了你，想起了我们之前讨论过的我在为自己说话方面的困难，意识到这是由于我害怕伤害别人造成的，而这种恐惧又跟我不想像爸爸一样有关。想到这些我们谈论过的内容，我对她说，"Cybil，我生病了，去不了了。"然后事情就解决了。还有一次我跟 Brad 的意见有点分歧，我又想到了你，想到了我们谈论过的事，然后我就清楚自己应该怎么做了。

---

* 内射、内化、认同是三个非常相关和相似的概念，不同的理论家对它们的关系有不同的理解，有时还会混用。大多数人认为，这三个概念都指的是个体将周围重要人物的一些特质和形象"吸收"进或复制在自己身上。凭借译者对上下文的理解和对原书作者的了解来判断，此处的"内射"更多是指Benton小姐将治疗师的形象，包括想法、观点、行为、感受等较为生硬地保存在内心，从而能够随时调用，但同时多少还会觉得这些是"治疗师的"而不是我的；而"内化"更多是指她较为灵活地将治疗师的形象整合进了她的人格，与她人格特质的其他部分更为兼容和谐，觉得这些就是"我自己的"。——译者注

在这段话中，Benton 小姐描述了自己是如何内射了我和我的功能，从而在犹豫不决的时候召唤出心中被内射了的我的诸多特质，去帮助她保持先前治疗中取得的成就和改变。

在最后这次治疗会谈进行到四分之三的时候，我问 Benton 小姐对于从治疗中得到的收获有什么想法。我这样做是为了强调那些她所取得的成就。这类提问积极强化了她的成就，并且抵消了由于治疗结束所带来的退行。在这个治疗即将结束的时刻，我问她。

> T：现在我们的工作已经进入尾声了，我想知道你对之前的工作有什么看法？你觉得你从这段治疗中得到了什么？
>
> P：我认为我收获了许多。我不再保持沉默了。我能够说出自己的想法。我能够发出自己的声音去表达自己的需要。我不再把自己放在最后的位置了。我还注意到，我能宽容自己，甚至放纵自己了。就像上周日，我一直睡到大中午。我以前从没这样做过。我还给自己做了一次美甲，以前都根本没有过。我觉得之所以以前没那样做过是因为我一直认为我妈很自我中心、自我放纵。我会认为对自己很好、很宽容就意味着我变得像妈妈一样了。实际上不是这样的。我可以为自己做事、对自己好，但同时也没有像妈妈那样自我中心和自私。这些都是我新的领悟。
>
> 另外，我还注意到，当我为自己说话、发出自己声音的时候，如果别人不同意，我也没有以前习惯的那么迟疑和慌张了，就算别人生气我也能比较镇定和坚决。看起来我进步得越来越快了。所以我认为咱们的工作对我非常有帮助。

在最后这一次会谈的最后时刻，Benton 小姐这样说道：

> 我很悲伤。我会想念你的。我给你带了一点礼物。一些巧克力，是那种又苦又甜的。我想我现在的感受也跟这些巧克力一样，又苦又甜。我不想送你一些太个人化的东西。这些巧克力，你可以在今后的

几天里都吃了，然后它们就消失了。

在我的理解中，这段话反映了，她将自己的那种对于被哺育和照顾的渴望反转并投射到了我身上。* 这里的"哺育"也让我想起了她之前提到过的雏鸟被妈妈赶走的意象。然后她继续说道：

> 谢谢你像好的父亲和母亲那样照顾我，这种对待是我以前从来没有得到过的。再见（挥了挥手）。

Benton 小姐治疗结束的突出主题就是分离、丧失、哀悼，而不是以她 CCRT 的 RO 为主。也就是说，除了之前发生的一个小插曲以外，她几乎没有暗示过她将结束体验为了我的愤怒和拒绝，或感觉到我由于受到了她的伤害而不得不摆脱她。

那么，如果 Benton 小姐对于治疗结束的体验受到了她 CCRT 的渲染，那会怎样呢？总体来说，在 CCRT 的扭曲下，随着结束的临近，一次活化会发生在病人与治疗师之间，其中病人会无意识地将治疗师的行为体验为 RO，而再次以 RS 进行应对。为了更好地说明这类情况，让我来虚构两段情境。

在第一段假设的对话中，Benton 小姐将结束体验为了我对她的气愤（RO），从而退回之前的习惯，以被动的行为方式（RS）去应对。这段虚构的情境发生在第 12 次会谈中，而我在第 11 次的时候刚刚指出了治疗还剩下 5 次。

> P：对不起我又迟到了。
>
> T：发生了什么事？
>
> P：以后不会再有这种情况了，我保证……我真的很抱歉给你带来了不便。

---

* 巧克力是一种食物，送巧克力象征着哺育对方。——译者注

T：让我们来看看现在的情况。你上次见面时也迟到了，所以可能我们应该思考一下为什么突然间你会开始连续迟到。

P：我真的很抱歉。真的。我再也不会迟到了，还有我这次很想跟你谈一个梦。现在我说说这个梦好吗？

在这个虚构情境中，Benton 小姐突然出现的迟到，对迟到现象本身没有兴趣讨论，以及孩子般地许诺以后不会再迟到，这些情况都让我感到好奇。上述三种情况对她来说都不太常见。我没有把自己的想法说出来，而是提醒自己注意，这些情况恰恰是在我指出了治疗结束的日期之后才出现的。

第二段假设的对话发生在第13次会谈，承接在上一段假设的情境之后。Benton 小姐又迟到了，进门就开始道歉，然后问我能不能开始谈她想谈的事。我再次感到惊讶，因为她在这里表现出的胆怯和把真实想法藏在心里的做法都已经好久没出现过了，我还回忆起了上次见面时她因为迟到所做的恳求和许诺。我的结论是，我正在目击一次她旧有 RS 的退行性复发，这解释了为什么她会表现得那么被动和顺从。于是我进行了评论。

T：也许我们应该先谈谈是什么让你迟到的，这可能会对我们的工作更有帮助一些，即使我知道谈论这些会让你焦虑。我也注意到了，你似乎需要为了迟到而一次又一次地道歉。还有，你的表现就好像是需要在我允许之后才能说你的想法一样。

P：我也注意到自己好像有些不对劲儿了。

T：不对劲？大概是什么样的？

P：我不太清楚。这听起来挺傻的，但是好像自从你问我是不是意识到了还剩下5次会谈之后，我就开始不太对劲了。

T：再跟我多说说。

P：也许挺没道理的，但是我觉得你当时说话很苛刻，就好像是我忘了什么重要的事情，而你必须提醒我一样。我觉得你在告诉我我本来不应该这样，好像在说我不负责任。我觉得刚才你对我生气了。

T：我对你生气是因为你没有按照我的期待去做？

P：是的。

T：这种情况听起来很熟悉，不是吗？你必须按照我的期待去做，否则我就会生气……然后我就觉得反正也就再见你5次，终于要结束了。

P：是啊，我有点觉得自己让你不高兴了，因为我没有表现得像一个好病人，没有自己记得治疗快结束了，还剩5次。这让你很生气，你可能已经厌烦了，不想再看见我了。

在这些话里，Benton 小姐表述了她潜意识层面的信念，即治疗的结束反映了我对她的气愤（RO），而我生气是由于她没有表现得像一个乖孩子（RS），因为她忘记了我们的工作只剩下5次。在与结束有关的这个微小的退行发生之时，Benton 小姐获得了第二次机会，去更好地理解她的特征性 CCRT。

如果 Benton 将治疗的结束理解为她对我造成伤害（RO）后的结果，那么下面这种情境就可能会出现。

P：这些天我脑子里似乎都没有什么想法（停顿）。我猜我真的没有什么可谈的了……

T：我注意到了，自从两周前我跟你提起了治疗很快要结束，之后你就说话越来越少。你好像把自己关闭了，就好像在等着我去引领对话一样。你注意到这些了吗？

P：没太注意。

T：没太注意不等于一点没注意到。这也许意味着你多少觉察到了什么。

P：好吧。我其实一直都在数着治疗会谈进行的次数，但是似乎过几周就结束的话还是太早了吧？

T：你的意思是？

P：嗯，听起来有点傻，但是我想知道你是不是本来没打算这么早就结束。

T：那跟我说说，我为什么要那样做？

P：嗯。我觉得这些天你看起来很疲劳。你似乎常常看表，我想也许你觉得累了或生病了。你已经好久没休假了，所以也许你需要休息一下。

T：你觉得我已经筋疲力尽了？

P：嗯。我是你周二见的最后一个病人，我不想你这么精疲力竭。

T：你觉得你正在耗尽我的能量？能具体说说吗？

P：好吧。你最近看起来都有点累。我知道最近几周我说话越来越直接坦率，我担心这会让你受不了。我知道这听起来有点傻，但我就是这么想的。

T：你意识到自己正在说什么了吗？

P：没有。

T：你觉得我要停止跟你的工作不是因为我们之前有16次会谈的时限协议，而是因为你说话直接坦率（实现着 W），耗尽了我的精力，伤害了我（RO），所以我为了保护自己而停止了治疗（RO），于是你关闭了自己（RS）来进行应对。

P：哦，我的天！老模式又出现了。

T：这就是你对于结束治疗的感受方式。

P：原来如此啊。我之前还认为我已经改变了这个模式呢。

T：有时候，治疗将要结束的时候，那些旧时的忧虑会再次被唤起，而这其实给了我们再多一次机会去更彻底地理解它。

P：真的是这样。我之前觉得，我说话越来越坚定，而这伤害了你。这其实正是我以前的思习习惯。然后，我又开始压抑自己的想法。这也跟我原来的反应模式一样。不过，你刚才说我的这种反复跟治疗的结束有关？

T：是的。你知道，我们已经在一起工作了几乎4个月，我们完成了许多事情；所以，现在治疗即将结束了，你有些情感上的反应这一点也不让人惊讶。

P：我确实有许多感受。我们的工作对我帮助很大，你对我帮助很大。我会想念你的。有时，我会发现自己在想，这些我已经做出的改变是不是在停止见你之后还能保持住。

T：嗯，听起来你已经对结束的事有过不少想法了。怀念我，怀念我们的工作，好奇自己能不能在离开我后保持这些收获。我认为，这些想法对你来说十分重要，你真的应该好好谈谈它们，这样我们才能有更好的理解。

在这个假设的情境中，我鉴别出了正在发生的治疗过程：Benton 小姐正在将我结束治疗这件事体验为她的旧有 RO，而她的沉默正是她旧有 RS 的体现。此后，她很快地谈到了那些围绕结束的一般主题，如丧失、悲伤和对于获益维持的忧虑，所有这些都成了剩下几次会谈中非常具有治疗性的内容。在现实中，结束主要激发了 Benton 小姐的那些对于分离的常见忧虑，而这种忧虑受到她 CCRT 渲染的程度非常小。上述两个虚构的情境描述了治疗结束时通常会出现的情况，即病人将结束体验为 RO，进而用 RS 来回应。

回　　访

按照惯例，我会在16次的治疗结束两个月后跟病人联系一次，看看她的情况如何。我不会事先告知他们这次回访，因为这可能会妨碍结束的进程。大多数病人会在接到我电话时感到惊讶和高兴。在电话中，我向 Benton 小姐解释了我打电话的原因。

T：（电话里）Benton 小姐吗？

P：我是。

T：嗨。我是 Book 博士。

P：哦！你好啊！

T：最近怎么样啊？

P：挺好的！

T：这个电话是我的工作惯例。我通常都会在最后一次见面过去一段时间后打电话询问近况。事实上，跟所有病人我都会按照惯例在治疗结束后再安排一次见面的机会，了解一下结束至今的情况。我的意思不是说治疗要重新开始，就是聊一聊之前这段时间发生的事情。你有兴趣再见一次吗？

P：当然了！

T：那周二23号下午3点15怎么样？

P：太好了。

T：好的，到时见。

Benton 小姐似乎很高兴接到我的电话。我把她的高兴视为一种警告，就是说她也许会无意识地将我的电话看作一种对她次级 CCRT 的满足——即满足她想跟我拥有一段天长地久的关系的希望——所以，我的措辞很谨慎，刻意地说了"惯例"和"跟所有病人"，从而明确了我们见面的目的只是进行一次回顾而不是继续治疗。

尽管，我非常小心地避免对于她继续接触的愿望的鼓励，在无意识层面，这次回访会谈仍然有可能满足了她继续跟我接触的希望。为了确保我没有激发她想要继续保持关系的愿望，在回访会谈中我始终警觉地倾听着她话语中关于保持联系的蛛丝马迹，看看她是不是有恢复治疗、再进行一次回访、想要在治疗关系之外见面的请求、建议和暗示。

我们在周二下午3点15见面了。

P：见到你很高兴啊！

T：我也是！

P：我猜你是想知道我最近过得怎么样。嗯，在我们治疗结束过后一周的时候，就在我们以前周四见面的那个时段，我本来想用这个时间吃个三明治，好好照顾下自己。结果反而最后去看望我妈妈了。

Benton 再次描述了她强烈的依恋（attachment）需要，对于一段天长地久关系的渴望。我的解读是，她退行性地尝试用跟妈妈的关系来代替和填补我和她之间的关系。当然，我没有向她提及这个释义，因为我们这次见面的目的不是治疗，而是评估。她继续说。

> P：我跟妈妈大吵了一架。吵完之后，我有些担心自己是不是也许不应该停止见你，觉得也许应该再去跟你见面。在我离开妈妈那回自己家的路上，我发现自己正好经过你办公室附近，所以我就直接开到你办公室楼下看了看，然后就感觉好多了。我开车回了家，结果你猜怎么着，我妈给我打电话了。她情绪稳定了一些，说想让我回去，但是我不想。如果是以前，我肯定就开回去了。大概得开16公里吧。但是这次我告诉她："不行，妈，今天我不会再回你那了。我打算在家待着，给自己做点好吃的。我需要有些自己的时间。"这就是我跟以前的不同。我能够为自己说话了，我也不会为此感到愧疚了。我以前是怎么都不可能跟她那样说话的，以前我要是这么说了之后肯定会觉得害怕。
>
> 哦，还有呢，看我的指甲。我以前只会在周年纪念这种大日子才去做美甲。但是我妹妹就每周都做。前阵子我对自己说，"嗯，为什么我就不能经常去美甲呢？"于是我就开始每月都去一次了。这感觉好极了。我的手和指甲再也不会像原来那么丑了，我感觉很高兴。我也不会再因为美甲而自责。我没有再觉得自己懒惰和自私。
>
> 所以你看，没有你我也能继续改变。我想你。我希望我们能够继续。但是我知道这不现实。就算不来这，我也不像以前那样脆弱和痛苦了。

通过这些话，Benton 小姐描述了她对于治疗效果的保持，她仍然有能力为自己说话而不会害怕别人因为她的需求而被摧毁或变得气愤。她也承认了继续治疗的渴望，但是却能够接纳和忍受这种渴望而不会感到心烦意乱或悲痛欲绝。

对于 Benton 小姐的治疗工作聚焦在一个有限的区域中——她的

CCRT——并造成了显著且持久的改变。她长期的心境恶劣的症状消失了，取而代之的是幸福的生活和心态。她以前有为别人考虑和剥夺自己权利的压力，而现在却能够合适地坚定表达自己并满足自己的需要。这种积极正面的效果反映了她接受 BPP 的成功，而她的成功转过来又反映了她对于短程动力取向心理治疗全部准入标准的符合。具体来讲，她的悟性、心理学头脑、建立并维持健康客体关系的能力让她有能力实现这些转变。

　　让我来创造一个跟上文不同的假设情境，从而呈现一下在治疗结果没那么好的情况下回访可能会是什么样子的。这下述虚构的情境中，让我们回到治疗结束2个月后我给 Benton 小姐打电话的时候。

　　　　P：（接电话）你好。

　　　　T：Benton 小姐吗？

　　　　P：是我。

　　　　T：你好，我是 Book 博士。

　　　　P：哦，很高兴你打来了。我之前很想主动打给你，但是又担心你会不高兴。你说过只有16次会谈然后就完了。但是，我最近一直感觉很糟糕，很心烦，正不知道该怎么办呢。我每天都很难过，吃不好睡不好的。

　　此时，在这个虚构的例子中，我发现自己越来越焦虑，我思考着，"这是怎么了？为什么她的情况变差了？那些改变和获益都去哪了？"我还意识到了自己的愧疚感："我在治疗中错过了什么吗？做错了什么吗？"我明显也在气愤："她简直毁了我的这本书！"

　　我第一件要做的事情就是让自己平静下来，容纳，控制，并思考这些反移情感受的意义。这些焦虑、愧疚、气愤的感受正在向我传递着关于我、Benton 小姐、我与她之间关系的何种信息？举例来说，我发现，我对于本书撰写成功与否的顾虑违反了心理治疗中的一个重要原则：治疗师的言行必须服务于病人对于自身的理解，而不是出于对治疗师自我需求的满足（比如这本书的顺利出版）。在意识到了这种困境之后，我在一定程度上容纳并控制住了我的反移情感受，从而让自己回到治疗师的位置，更加清醒、冷静、客观地思考 Benton 小姐最近两个月中的状况。

一种假设是，她的 RO 让她觉得如果给我打电话我就会生气，因为之前我们已经明确说明治疗只有16次会谈了；另一种假设是，她担心自己没有保持之前获得的治疗成果，所以我会受伤和失望。然而，到此为止，这些想法还仅仅是假设，还需要得到后续临床资料的支持或推翻。容纳了这些反移情感受，反思了这些感受的可能含义，于是我的心理状态又恢复正常了，从而开始了对 Benton 小姐先前两个月中身心状况的探索。在这个虚构的情境中，我进行了如下回应。

> T：这听起来很糟糕！发生什么了？
>
> P：我之前太担心自己让你失望了……没有像你期待的那样保持治疗中取得的成果……以至于我都不敢给你打电话。我觉得特别孤单无助。
>
> T：哦，不是的，如果你心情这么不好，当然能给我打电话了。我现在很想理解你在这两个月中和现在的状况，很想知道我怎样才能帮到你。

通过这句"我之前太担心自己让你失望了……以至于我都不敢给你打电话"，Benton 小姐向我们描述了她旧有的特征性 W，即想要对别人表达她的需要；她的旧时 RO 体现为担心我会受伤和失望；而她的 RS 则表现为回避退缩并进而感受到更加孤独、无助和沮丧。

面对这种退行的发生，我的脑海中闪现出一系列疑问。是不是我在最后几次会谈中忘记了对于某个重要的结束议题的讨论？是不是 Benton 小姐过去两个月的生活中出现了什么应激情境（stressful situation）从而促发了这次退行？在后面的虚构对话中，我会尝试理解到底是哪些因素导致了她明显的退行。

T：是什么让你这么难过？

P：我好朋友的儿子，Brian，在过十字路口的时候被撞死了。他当时拼命跑想抢红灯。他才14岁啊，跟我儿子 Neil 一样大。我们大家都因为这件事而特别难过，特别痛心。

T：天啊……听到这个消息我真的很难过。

P：（哭泣）事情就是这么糟糕。

T：你真的应该来见我。我们约明天你觉得怎么样？

P：（哭声小了）好，这太好了。

在这段假想出的对话中，当我跟 Benton 小姐说话时，我迅速地得出了结论：她的退行跟之前的结束议题讨论得是否充分无关，而是完全可以理解为一种对于邻居儿子的突然死亡的应激反应。这个悲剧对于大多数人都会有这种心理影响。我此时的观点是应该第二天就见 Benton 小姐，去确认我的初步诊断是否正确，也就是说，Benton 小姐的退行是她心理危机的一部分，更正式一点说的话，她目前处于离丧状态（Bereavement Condition）（在 *DSM-Ⅳ* 中编码为 B62.82）。* 如果诊断被确认，我会像跟其他任何处于这类情境中的病人一样在此时向 Benton 小姐提供危机心理治疗。总体来说，正如本书第一部分中详述的那样，根据具体临床情况的不同，我会准备每周见她1—3次，预计整个治疗过程少于6周。这种危机治疗的目标在于减轻和解除症状，如果临床情况适合，我还会为此考虑使用抗焦虑或抗抑郁的药物。我仍然会用最初的 CCRT 来理解和帮助 Benton 小姐处理当前的危机和离丧。举例来说，按照我的预期，她会感到愧疚（RS），在幻想中觉得自己对于这个不幸的男孩和家庭来说不是一位足够好的邻居，觉得她的行为会伤害那一家人的感受（RO）。我还可能会预期听到她谈论关于自私的感受（RS），她会觉得她把自己的需要放在了那个男孩和他的家人之前（W）是不对的。我会在危机心理治疗中去关注

---

* 在*DSM-5*中这一诊断已经被去除，转而用非复杂性离丧，即Uncomplicated Bereavement，来代替，编码Z63.4。——译者注

所有这些跟 CCRT 有关的内容。

接下来，让我呈现一种更麻烦的情况，这种情况是许多治疗师在实施短程动力取向心理治疗时最担忧的：如果病人无法保持治疗中取得的受益和改变，治疗师该怎么办？在下面的例子中，我描述的是如果病人打电话给治疗师说她的情况变糟了，治疗师该如何回应。请看下面这段虚构的对话。

> T：（接起电话）你好，我是 Book 博士。
>
> P：我是 Benton 小姐啊，Book 博士。
>
> T：嗨，你好，最近怎么样啊？
>
> P：其实不太好，我就是因为这个才打电话的。我不想让你觉得我对你的帮助不知感激……但是好像我们之前的工作现在没有效果了……
>
> T：跟我说说，怎么了？
>
> P：我知道你很忙……我不想打扰你……但是我的感觉越来越糟了。我最近越来越消沉和悲伤。我发现我已经退回原来的样子了……我不再能说出自己的想法了（RS），如果说了就会觉得自己自私、觉得愧疚（RS）。大多数时候我就是随着别人的意思去做。如果我说的这些让你听了不高兴（RO），那我很抱歉，但是之前的工作现在都不管用了。我觉得特别失败。

在这个虚构的例子中，我的任务分为三个层次：第一，容纳和理解我内心中被激起的那些常见的反移情反应；第二，跟 Benton 小姐见面；第三，评估她忧虑的程度和意义。让我直接快进到我跟 Benton 小姐会面的时刻。

> T：嗯，听起来好像你已经这个样子有一段时间了。
>
> P：是的。
>
> T：根据你在电话里告诉我的情况，我觉得好像在你心中，告诉我

你目前的糟糕状况（W）是件不太容易做到的事，因为你觉得我会对你

失望，甚至会因你而心情低落（RO）。可是我希望你知道，我没有感到

失望。我很希望能帮助你。

　　在此，我对于她移情中暗含的 CCRT 进行了描述，用一种支持性和安抚性的评论向她保证说我没有因为她而感到失望或低落。这会让她觉得放松安心，从而能够开始谈论更多的想法和内心感受。

　　我的第三项任务就是澄清究竟这种退行持续了多久，以及有没有什么促发事件。在这个虚构的情境中，我们假设她的生活中其实没有发生什么重大变故，而这种退行是缓慢却持续的，并且尽管她很悲伤，但她的情况并不满足重性抑郁症的诊断标准（在 *DSM-IV* 中编码为296.2x）。* 在这种情况下，Benton 小姐，作为一位符合 BPP 准入标准的病人，一位在治疗过程中表现良好的病人，现在出现了缓慢的退行，抑郁症状发生了复发，CCRT 也发生了重现，我该怎么做呢？

　　此时，我首先需要重新评估 Benton 小姐当前的临床状态，看看她是否符合轴 I 的诊断标准。** 我还会考虑跟她和她的丈夫乃至子女一起见面，去了解更多的可能导致她退行的原因。家庭会面会让我有机会去了解是否有一些隐含的家庭问题促发了她目前的临床状态。在这个评估过程中，我会向 Benton 小姐明确说明我的目标，告诉她这次见面并不意味着先前治疗的恢复，而是让我有机会向她提供支持并尝试了解她感觉糟糕背后的原因。我还要强调，在对情况有了更好的了解之后，她和我将要讨论一下哪种治疗方法比较适合她，以及谁能够提供这种服务。如果诊断评估表明她正在遭受抑郁谱系疾病（depressive spectrum illness）（一系列抑郁的迹象和症状，但又没有符合重性抑郁症的诊断标准）的折磨，那么我就会

---

*　在*DSM-5*编码为F33。另外，*DSM*系统其实采用的是国际疾病分类标准，即ICD，的编码，IV是ICD-9而5是ICD-10。——译者注

**　这里用的是*DSM-IV*的多轴诊断系统，其中轴 I 是精神病症状的诊断；轴II是人格障碍和精神发育迟滞的诊断；轴III是医疗和躯体疾病情况；轴IV是导致精神障碍的心理社会环境因素；轴V是功能的综合评估。——译者注

使用抗抑郁药物，并继续以支持性心理治疗的关系跟她工作，同时评估她对于药物的反应。随着她情况的改善，我会逐渐减少见面的频率，要么将她转回给家庭医生，要么跟她保持不定期的大约两个月一次的会面。如果对于她家庭的评估揭示出某个具体的促发事件，那么我就会更加积极地以表达性的姿态跟她去探索。在评估中，我会收集一系列的关系片段，去重新评估，看看她最初的 CCRT 焦点是不是与当下的退行有关联，看看她的次级 CCRT 是否被促发事件所激发了。然后我会将相关的 CCRT 作为危机心理治疗的焦点跟她工作。

幸运的是，上述这些假设的情境都没有发生在 Benton 小姐身上。她保持住了那些重要的治疗受益，从而有能力适当地表达她的希望和享受自己的生活。在这次回访会谈进入尾声的时候，我提到我们只剩下几分钟了。Benton 小姐说道："好吧，再次见到你真好。之前我们工作了那么短的时间，可却做了那么多事，给我带来了这么大的影响，这真的很神奇。"她站了起来，我们握手，彼此道别。

关于第三阶段的常见提问及其解答

提问：为什么时限是 16 次会谈？而不是 10 或 20 次？

回答：事实上 16 这个数字没什么特别或神奇之处。这其实是个比较武断的设定。最近的一些研究指出，如果次数少于 16，那么治疗的受益就得不到巩固（Svartberg & Stiles, 1991）。Luborsky 最近研究了以 CCRT 法短程动力取向心理疗法治疗药物成瘾问题的效果，发现对于这一目标群体来说 16 次会谈远远不够，只有 40 或更多次会谈才能有较大帮助（Luborsky, personal communications, February 1996）。

提问：你会严格地遵守 16 次会谈的时限而毫无调整的余地吗？

回答：对于所有适合接受短程动力取向心理治疗的病人来说，我都会严守 16 次的时限。有些病人对于结束有阻抗，在这种情况下，我相信延长疗程意味着跟病人的阻抗共谋（collude）*，从而会干扰病人对于结束议题的修通。

然而，尽管说了这些，如果遇到危机情况，比如病人在生病垂危或亲人病重的情况下出现了严重退行和功能衰退，有急性的自杀风险，或处于精神病水平（psychotic），我确实会停止 BPP 的实施。** 我会不再计算会谈次数，而是去处理病人的退行性反应，直到病人恢复到危机之前的心理功能状态，再恢复对于治疗会谈次数的计算。我通常会这样向病人解释："鉴于你现在的状况，鉴于你生活中发生的巨大变化，我认为我们不得不先把时间限制这件事放到一旁，先去处理你的这种强烈的痛苦和危机，直到事情稳定下来为止。"

提问：如果病人没有处在危机中，没有进入精神病水平，没有自杀风险，但是治疗遇到了很大问题或病人在治疗开始后出现很多症状，那怎么办？你会停止吗？

回答：我会在16次会谈结束后停止。通常我会说，"我认识到了事情仍然没有解决，但是我们可以看看在停止见我一段时间后情况会怎样。我会一直在这，你一直都可以联系上我，但是让我们先看看过一段时间事情会不会有变化，因为，正如我们讨论过的那样，即使在全部的16次治疗会谈结束以后，治疗的过程却通常还会继续。"

我不会太过教条僵化地应用16次原则，但是我会以此原则为指导严密地评估病人在离开我之后继续成长的能力。当然，我会让病人知道我始终会在这里，知道他们始终可以给我打电话。在建议病人停止治疗，独

---

* 共谋，即collusion或conspiracy，指的是治疗师在自身利益的驱使下无意识地配合了病人的幻想和阻抗等，同意和满足了病人的需求并认为这种做法是具有治疗性的，而实际上这种做法对于治疗过程却是有害的。——译者注

** 根据Kernberg的观点，病人的人格结构分为精神病水平、边缘水平和神经症水平，即psychotic level，borderline level和neurotic level。其中，精神病水平的病人现实检验能力严重受损，没有持续稳定连续的对于自我和他人的感知，且严重依赖原始的防御机制。神经症水平就是正常人，而边缘水平处在精神病水平和神经症水平中间。所谓"边缘"，最早就是介于"疯"与"不疯"边界的意思。——译者注

立成长，并在有需要时给我打电话之后，我还会努力去理解病人对此建议的体验和感受，并借助他们的 CCRT 来理解这些体验和感受。在这些情况下，治疗师面临的一项重大挑战在于，如何才能让病人知道如果遇到严重的问题和困境可以打电话联系我，但同时又不会让这个信息给治疗的结束工作带来较大破坏。

提问：你强调了将注意力全部集中在 RE 上而可以几乎忽视其他信息。你也强调了修通 CCRT 中 RO 的重大意义。你还强调了结束阶段是一次重返 RO 并对其进行再次修通的机会。然而，在 Benton 小姐的结束阶段，你似乎没有这样做。你没有关注关系片段，没有处理那些由结束激发的她对于伤害他人或被人伤害的忧虑（RO）。

回答：你说得很对。对于大多数病人来说，治疗的结束提供了第二次处理 RO 的机会。对于 Benton 小姐来说，我曾准备好去迎接她的一些跟结束有关的忧虑，比如担心治疗的结束是因为我对她生气或我觉得她在耗尽我的精力。在真实的工作中，这些议题几乎没怎么出现。

然而，我之前就提到过，对于有些病人来说，结束的议题会较少受到 CCRT 中 RO 的影响，他们主要会呈现出一些一般性的对于个体化、丧失和分离的忧虑。Benton 小姐就属于这种情况。这些一般性的忧虑是如此占据主导地位，因为它们是 Benton 小姐次级 CCRT 的一种表达。这一次级 CCRT 之所以在结束阶段浮现出来是因为结束的情境激发了她对于拥有持续永恒关系的希望，以及她对于他人拒绝的恐惧。Benton 小姐两周的假期激起了她对于结束阶段中分离和丧失的忧虑。这些议题从而成了结束阶段的主要焦点。Benton 小姐的案例再次让我明白了，治疗师必须要在结束阶段跟病人保持心灵同步（attune），在抓住重返 CCRT 机会的同时关注和处理那些一般性的关于分离和丧失的议题。

提问：你从没提到过 CCRT 法 BPP 中对于幻想和梦的使用。你会用到它们吗？

回答：必然会。我在 Benton 小姐的治疗案例中没有提到过幻想或梦，这是因为即使在我的鼓励下她也没说过什么幻想或梦。然而，许多病人确实会在短程治疗中讲述他们的幻想和梦，就像在长程疗法中的情形一样。幻想和梦都可能包含着关系片段，而这些 RE 中也同样会蕴藏着 W、RO 和 RS（Popp, Luborsky, & Crits-Christoph, 1997）。

举例来说，一位在校女大学生在一次会谈中描述了如下幻想。

> 班里有个男生我挺感兴趣的。我从没跟他约会过，但我其实很想跟他说话。然而，我很担心他会觉得我太过聪明然后被我吓跑。所以，实际上我从来没主动跟他交谈过，更没有约过他。

这个幻想是关于一位她没有近距离接触过的年轻男性的，她描述了她想要靠近的希望（W），却害怕对方被吓到从而回避她（RO），以及随后主动跟他保持距离的反应（RS）。

类似的，我们也可以在病人报告的梦里寻找关系片段，并在每个找到的 RE 中借助病人的联想去探索 W、RO 和 RS。

总　　结

在 Benton 小姐治疗的结束阶段，因为我没有谈论和探索在第9次到第10次会谈之间的两周休假的意义，她出现了退行反应。在第10次会谈中，她显得很难过、很彷徨，并描述说最近退回到了原来的状态，总是把自己的希望舍弃一旁。她还问，"为什么我的表现会倒退呢，这些问题怎么能在剩下的5次会谈内解决呢？"她的评论迫使我认识到了自己一直在拒绝处理的她的结束议题。随着我将治疗的焦点转向结束的议题，Benton 小姐开始谈论起了她关于丧失、分离、思念的担忧，而同时也提到了她的成长和改变。她承认说，尽管治疗正在接近尾声，但是她有能力把我"装在内心里"，把那些她在治疗中学到的知识和收益带到她以后的生活中。

在治疗结束两个月后的回访中，Benton 小姐描述说，她继续保持了表达自己希望的能力，且不会再担心别人会受到伤害或变得对她愤怒了。在临走之前，她说了一句对于接受 CCRT 法短程动力取向心理治疗的病人来说不算太罕见的话："很有意思，在这么短的时间里，我们竟然做了这么多的工作，而这些工作竟然给我带来了这么大的影响。"

第十二章

结　语

　　尽管心理治疗师有时被叫作"解决问题的医生"，解决问题却恰恰是心理治疗师一定不会做的事情——至少不是按照通常的意义去做。治疗师做的，正如临床案例中呈现的那样，是增强病人解决问题的能力。然后，病人就不仅能够对于那个最初让她前来接受治疗的问题做些什么，还能够获得更好的能力和领悟去面对生活中各个领域的问题——从生活中得到更多并对于生活给予更多。

（Basch, 1980, p.170）

　　Benton 小姐在短程动力取向心理治疗中表现得很好，也许是不同寻常的好。在离开治疗时，她已经摆脱了长期的抑郁和那种做苦工般的感受，而且也不再将别人的需要放在自己的需要之前了。她得到了更多的安全感，觉得自己应该得到更多，能够表达自己的希望，并且能够用以前难以做到的方式去照顾自己。更重要的是，她看起来明显有能力在今后的生活中保持这些收益和改变。

　　之所以 Benton 小姐能够在治疗中取得这些成绩，在很大程度上是因为她在接受治疗时本身就已经拥有的那些力量品质：心理学头脑、悟性、对于尝试新的人际互动方式的意愿。在社会化访谈中，当第一次听到自己的核心冲突关系主题时，她表现出了兴奋和好奇："嗯……好像是这么回事。你说得对！我从来没这么想过。你完全是对的！我似乎一直都是这样做的。"在紧随社会化访谈之后的第一次正式的心理治疗会谈中，她自发地描述了她的 CCRT 模式在上周生活中的反复出现。这种自我审视和开放的态度让她能够识别出 CCRT 的无处不在性和强大力量，并随之感到好奇，而不需要我的引导。仅仅是这种自我觉知就能够让她获得一定程度的对于这种行为模式的控制感，而她对于尝试新的人际互动方式的意愿也让她能够对于她的 CCRT 模式有所掌控，即使她当时还处在治疗中非常早期的阶段。

对于那些在心理学头脑方面不如 Benton 小姐的病人，以及那些没有那么符合准入标准的病人来说，这些对于他们 CCRT 的觉知和在意识层面的控制也许就是他们在16次会谈 CCRT 法 BPP 中所能实现的唯一目标。也就是说，对于这些病人，觉察到 CCRT 对于他们人际行为的支配力量，以及在意识层面努力去控制这种行为，也许就是唯一的但却仍然具有意义的成就了。由于能力方面的局限，这些病人可能需要从治疗师那里得到更多的支持性干预而不是表达性干预。这种病人也会在修通和解决那些由移情驱动的 RO 的童年根源时受到局限。然而，他们对于先前的那种自我和谐的、自动化的、无意识的行为的觉知，加上他们有意识地努力去以不同的方式跟别人互动，仅仅这两点就可以算得上是有意义的成就了。

然而，Benton 小姐的自我能力（ego capacity）却允许治疗师使用更多的表达性干预，从而让她获得更大更多的成就。随着开始将特定的童年经历跟 RO（如果她表达了自己的想法，他人就会受到伤害或进行报复）联系起来，Benton 小姐变得越发有能力以一种带有情感的、富有意义的方式进行探索了，探索她在早年生活经历中跟那位蛮横的爱发脾气的父亲的互动是如何导致了她在现今生活中对于他人的移情性预期，即预期别人会在她说出自己的需要之后大发脾气。不仅如此，她的那种心理学能力（psychological capacity）也让她能够解决她的那种无意识信念——坚定的自我表达等同于毁灭，以及理解并修通这种信念是如何抑制了她正常的坚定表达的，是如何让她担心自己变得像父亲一样具有恶意和毁灭性的。随着对于那些造成 RO 的早年生活经历进行回忆、重返（revisit）、修通，Benton 小姐逐渐具有了表达自己希望和适度满足自己欲望（实现 W）的能力，而她也不再需要否认自己的需求了（不再以自己的特征性 RO 进行回应）。尽管还会对于保持这些成就有所担忧，Benton 小姐却在随后的生活中继续着这种改变，而这在一定程度上反映了她已经将治疗师和治疗师所提供的功能内化了（Luborsky, 1984）。

尽管 CCRT 法短程动力取向心理治疗有着广大的应用范围，但它却不是一种万灵药。它不是长程心理治疗或精神分析的代替品。那些由于严重的人格问题而不能符合准入标准的病人在长程心理治疗中可能会得到更多的收益，尤其是当他们在发展治疗联盟方面有困难或表现出明显的分离焦虑的时候（Howard, Lueger, Maling, & Martinovich, 1993）。即使对于那些能够从 BPP 中获得重大且实质的收益的病人，他们在人际功能方面的提升也不会有在长程心理治疗或精神分析中得到的那么全面（Orlinsky & Howard, 1986）。

尽管如此，CCRT 法 BPP 还是能够向那些符合准入标准的病人提供一个机会，一个在有限的16次治疗会谈中缓解症状和进行有限却显著的性格改变的机会。这一治疗模型需要治疗师有能力发展并维持一个特定的焦点，在特定的时间限制中保持治疗联盟，平衡和整合支持性技术和表达性技术，以及识别并容纳自己的反移情忧虑。Benton 小姐所取得并保持的治疗效果在于，有能力以一种更为成熟和坚定的方式跟别人互动和建立联结，以及有能力照顾自己的需要而无须感到愧疚。如果选择了合适的病人，如 Benton 小姐，那么 CCRT 法 BPP 就可能带来这种意义重大的治疗效果。

在本书的序言部分，我指出，CCRT 疗法为心理治疗师提供了一种容易操作、易于学习的方法，得出和发展短程动力取向心理治疗实践中的关键元素：治疗焦点。我希望本书，作为一本操作手册，成功地详述了 CCRT 焦点的发展方法，并展示了 CCRT 法短程动力取向心理治疗的实施方法。

参考文献

Alexander, F., & French, T. M. (1946). *Psychoanalytic therapy: Principles and applications*. New York: Ronald Press.

American Psychiatric Association.(1994). . (4th ed.). Washington, DC: Author.

Anderson, E. M., & Lambert, M. J. (1995). Short-term dynamically-oriented psychotherapy: A review and meta-analysis. *Clinical Psychology Review, 15*, 503-514.

Barber, J. P., Crits-Christoph, P., & Luborsky, L. (1997). A guide to the CCRT standard categories and their classification. In L. Luborsky & P. Crits-Christoph (Eds.), *Understanding transference: The core conflictual relationship theme method* (2nd ed., pp. 43-54). Washington, DC: American Psychological Association.

Basch, M. F.(1980). *Doing psychotherapy*. New York: Basic Books.

Bauer, G. P., & Kobos, J. C. (1993). *Brief therapy: Short-term psychodynamic intervention*. Northvale, NJ: Jason Aronson.

Been, H., & Sklar, I.(1985). Transference in short-term dynamic psychotherapy. In A. Winston Ed., *Clinical and research issues in short-term dynamic psychotherapy* (pp. 2-18). Washington, DC: American Psychiatric Association.

Binder, J. L., Henry, W. P., & Strupp, H. H. (1987).An appraisal of selection criteria for dynamic psychotherapies and implication for setting time limit. *Psychiatry*, *50*, 154-166.

Book, H. E. (1987). The resident's countertransference: Approaching an avoided topic. *American Journal of Psychotherapy*, *41*, 555-562.

Book, H. E. (1988). Empathy: Misconceptions and misuses in psychotherapy. *American Journal of Psychiatry*, *145*, 420-424.

Book, H. E. (1991). Is empathy cost efficient? *American Journal of Psychotherapy*, *45*, 21-30.

Book, H.E. (in press). Guidelines for brief psychodynamic psychotherapy. In P. Cameron, J. Deadman, & J. Ennis (Eds.), *Guidelines and standards for the psychotherapies*. Toronto, Canada: University of Toronto Press.

Breuer, I., &Freud, S. (1955). Studies in hysteria. In J. Strachey (Ed. and Trans.), *The standard edition of the complete psychological works of Sigmund Freud* (Vol. 2, pp. 21-134). London: Hogarth Press. (Original work published 1893-1895).

Brom, D., Kleber, R. J., & Defares, P. B. (1989). Brief psychotherapy for posttraumatic stress disorders. *Journal of Consulting and Clinical Psychology, 57,* 607-612.

Bruch, H. (1980). *Learning psychotherapy*. Cambridge, MA: Harvard University Press.

Crits-Christoph, P. (1992). The efficacy of brief dynamic psychotherapy: A meta-analysis. *American Journal of Psychiatry*, *149*, 151-158.

Crits-Christoph, P., & Connolly, M. B. (1993).Patient pretreatment predictors of outcome. In N. E. Miller, L. Luborksy, J. P. Barber, & J. P. Docherty (Eds.), *Psychodynamic treatment research: A handbook for clinical practice* (pp. 177-188). New York: Basic Books.

Crits-Christoph, P., Luborsky, L., Dahl, L., Popp, C., Mellon, J., & Mark, D. (1988). Clinicians can agree in assessing relationship patterns in psychotherapy. *Archives of General Psychiatry*, *45*, 1001-1004.

DeLaCour, A. (1986). Use of the focus in brief dynamic psychotherapy. *Psychotherapy 23*, 133-139.

de la Torre, J. (1978). Brief encounters: General and technical psychoanalytic considerations. *Psychiatry, 41*, 184-193.

Epstein, R. (1994). *Keeping the boundaries: Maintaining safety and integrity in the psychotherapeutic process*. Washington, DC: American Psychiatric Association.

Ferenczi, S., & Rank, O. (1986). *The development ofpsychoanalysis*. Madison, CT: International Universities Press. (Original work published 1925)

Flegenheimer, W.V., & Pollack, J. (1989).The time limit in brief psychotherapy. *Bulletin of the Menninger Clinic, 53*, 44-51.

Gabbard, G., & Wilkinson, S. M. (1994). *Management of counter-transference with borderline patients*. Washington, DC: American Psychiatric Association.

Goldstein, W. (1991). Clarification of projective identification. *American Journal of Psychiatry, 148*, 153-161.

Greenson, R. R. (1967). *The technique and practice of psychoanalysis* (Vol. 1). New York: International Universities Press.

Havens, L. (1978). Explorationsin the uses of language in psychotherapy: Simple empathic statements. *Psychiatry, 41*, 336-345.

Høglend, P. (1996). Motivation for brief dynamic psychotherapy. *Psychotherapy and Psychosomatics, 65*, 209-215.

Høglend, P., & Heyerdahl, O. (1994).The circumscribed focus in intensive brief psychodynamic psychotherapy. *Psychotherapy and Psychosomatics, 61*, 163-170.

Howard, K. I., Kopta, S. M., Krause, M. S., & Orlinsky, D. E. (1986). The dose-effect relationship in psychotherapy. *American Psychologist, 41*, 159-164.

Howard, K. I., Lueger, R. J., Maling, M. S., & Martinovich, Z. (1993). A phase model of psychotherapy outcome: Casual mediation of change. *Journal of Consulting and Clinical Psychology*, *61*, 678-685.

Hoyt, M. F. (1985a). *Brief therapy and managed care*. San Francisco: Jossey-Bass.

Hoyt, M. F. (1985b). Therapist resistances to short-term dynamic psychotherapy. *Journal of the American Academy of Psychoanalysis*, *13*, 93-112.

Kernberg, O. (1975). *Borderline conditions and pathological narcissism*. Northvale, NJ: Jason Aronson.

Kopta, S. M., Howard, K. I., Lowry, J. L., & Beutler, L. E. (1994). Patterns of symptomatic recovery in psychotherapy. *Journal of Consulting and Clinical Psychology*, *62*, 1009-1016.

Levenson, H., Speed, J., &Budman, S. H. (1995). Therapists' experience, training and skill in brief therapy: A bicoastal survey. *American Journal of Psychiatry*, *49*, 95-117.

Luborsky, L. (1977). Measuring a pervasive psychic structure in psychotherapy: The core conflictual relationship theme. In N. Freedman & S. Grand(Eds.), *Communicative structures and psychic structures* (pp. 367-395). New York: Plenum Press.

Luborsky, L. (1984). *Principles of psychoanalytic psychotherapy: A manual for supportive/expressive treatment*. New York: Basic Books.

Luborsky, L. (1997). The convergence of Freud's observations about transference and the CCRT evidence.In L. Luborsky & P. Crits-Christoph (Eds.), *Understanding transference: The core conflictual relationship theme method* (2nd ed., pp. 307-325). Washington, DC: American Psychological Association.

Luborsky, L., Barber, J. P., Binder, J., Curtis, J., Dahl, H., Horowitz, L. M., Horowitz, M., Perry, J. C., Schacht, T., Silberschatz, G., & Teller, V.

(1993). Transference-related measures: A new class based on psychotherapy sessions. In N. E. Miller, L. Luborksy, J. P. Barber, & J. P. Docherty (Eds.), *Psychodynamic treatment research: A handbook for clinical practice* (pp. 326-341). New York: Basic Books.

Luborsky, L., & Crits-Christoph, P. (1997). *Understanding transference: The core conflictual relationship theme method* (2nd ed.). Washington, DC: American Psychological Association.

Luborsky, L., Crits-Christoph, P., & Mellon, J. (1986).The advent of objective measure of the transference. *Journal of Consulting and Clinical Psychology*, *54*, 39-47.

Luborsky, L., Diguer, L., Luborsky, E., McLellan, A. T., Woody, G., & Alexander, L. (1993). Psychological health-sickness (PHS) as a predictor of outcomesin dynamic and other psychotherapies. *Journal of Consulting and Clinical Psychology*, *61*, 542-548.

Luborsky, L., Singer, B., & Luborsky, E. (1975). Comparative studies of psychotherapies: Is it true that "Everyone has won and all must have prizes"? *Archives of General Psychiatry*, *32*, 995-1008.

Luborsky, L., Woody, G. E., McLellan, A. T., O'Brien, C. P., & Rosenzweig, J. (1982). Can independent judges recognize different psychotherapies? An experience with manual-guided therapies. *Journal of Consulting and ClinicalPsychology*, *30*, 49-62.

Mann, J.(1973). *Time-limited psychotherapy*. Cambridge, MA: Harvard UniversityPress.

Mann, J., & Goldman, R. (1995). *A case book in time-limited psychotherapy*. Northvale, NJ: Jason Aronson.

Marmor, J. (1979). Short-term dynamic psychotherapy. *American Journal of Psychiatry*, *136*, 149-155.

Messer, S. B., &Warren, C. S. (1995). *Models of brief psychodynamic therapy*. NewYork: Guilford Press.

Nash, E., Hoehn-Saric, R., Battle, C., Stone, A., Imber, S., & Frank, J. (1965). Systematic preparation of patients for short-term psychotherapy: II. Relation of characteristics of patient, therapist and the psychotherapeutic process. *Journal of Nervous and Mental Disease, 140*, 374-383.

Olfson, M., & Pincus, H. A. (1994). Outpatient psychotherapy in the United States: II. Patterns of utilization. *American Journal of Psychiatry, 151*, 1289-1294.

Orlinsky, D. E., & Geller, J. D. (1993). Patients' representations of their therapists and therapy: New measures. In N. E. Miller, L. Luborsky, J. P. Barber, & J. P. Docherty (Eds.), *Psychodynamic treatment research: A handbook for clinical practice* (pp. 423-466). New York: Basic Books.

Orlinsky, D. E., & Howard, K. I. (1986). Process and outcome in psychotherapy. In S. L. Garfield & A. E. Bergin (Eds.), *Handbook of psychotherapy and behavior change* (3rd ed., pp. 311-381). New York: Wiley.

Piper, W. E., Azim, H. F., McCallum, M., & Joyce, A. S. (1990). Patient suitability and outcome in short-term individual psychotherapy. *Journal of Consulting and Clinical Psychology, 58*, 475-481.

Popp, C., Luborsky, L., & Crits-Christoph, P. (1997). The parallel of the CCRT from waking narratives with the CCRT from dreams. In L. Luborsky & P. Crits-Christoph (Eds.), *Understanding transference: The core conflictual relationship theme method* (2nd ed., pp. 175-196). Washington, DC: American Psychological Association.

Reiser, M. F. (1988). Are psychiatric educators "losing the mind"? *American Journul of Psychiatry, 145*, 148-153.

Relman, A. S. (1980).The new medical/industrial complex. *New England Journal of Medicine, 303*, 963-970.

Relman, A. S. (1983).The future of medical practice. *Health Affairs 2*, 5-19.

Shefler, G., Dasberg, H., & Ben-Shakhar, G. (1995). A randomized controlled outcome and follow-up study of Mann's time-limited psychotherapy. *Journal of Consulting and Clinical Psychology*, *63*, 585-593.

Smith, M. L., Glass, G. V., & Miller, T. I. (1980). *The benefits of psychotherapy*. Baltimore, MD: Johns Hopkins University Press.

Starr, P. (1982). *The social transformation of American medicine*. New York: Basic Books.

Svartberg, M., & Stiles, T. C. (1991). Comparative effects of short-term psychodynamic psychotherapy: A meta-analysis. *Journal of Consulting and Clinical Psychology 59*, 704-714.

Thompson, L. W., Gallagher, D., & Breckenridge, J. S. (1987). Comparative effectiveness of psychotherapies for depressed elders. *Journal of Consulting and Clinical Psychology 55*, 385-390.

Usher, S. (1993). *Introduction to psychodynamic psychotherapy techniques*. Madison, CT: International Universities Press.

Weiss, J. (1990). Unconscious mental functioning. *Scientific American*, *262*, 103-109.

Weiss, J. (1993). *How psychotherapy works: Process and technique*. New York: Guilford Press.

Winston, A., Laikin, M., Pollack, J., Samstag, L. W., McCullough, L., & Murran, J. C. (1994). Short-term psychotherapy of personality disorders. *American Journal of Psychiatry*, *151*, 190-194.

Winston, A., Pollack, J., McCullough, L., Flegenheimer, W., Kestenbaum, R., & Trujillo, M. (1991). Brief dynamic psychotherapy of personality disorders. *Journal of Nervous and Mental Disease*, *179*, 188-193.